心晴れたり曇ったり

もくじ

本文イラスト・月乃光司
カバー、本文写真・末野《みや》

本書に収載された「心が痛かった時のこと」「引きこもりを抜け出した後は青春の日々」「父の死」「殺すな！　死ぬな！　生きよう！」「傷つきながら働くこと」「鯖を食べると、アレルギーのため発疹が出る人」「同2」「朝の光」の八編は「NHK福祉ポータル　ハートネット（http://www.nhk.or.jp/heart-net/）」の著者ブログコーナーに発表されたもので、それ以外は新潟日報朝刊に連載された「心晴れたり曇ったり」（二〇〇四年七月十五日から二〇〇六年十二月二十八日掲載分）に発表されたものです。

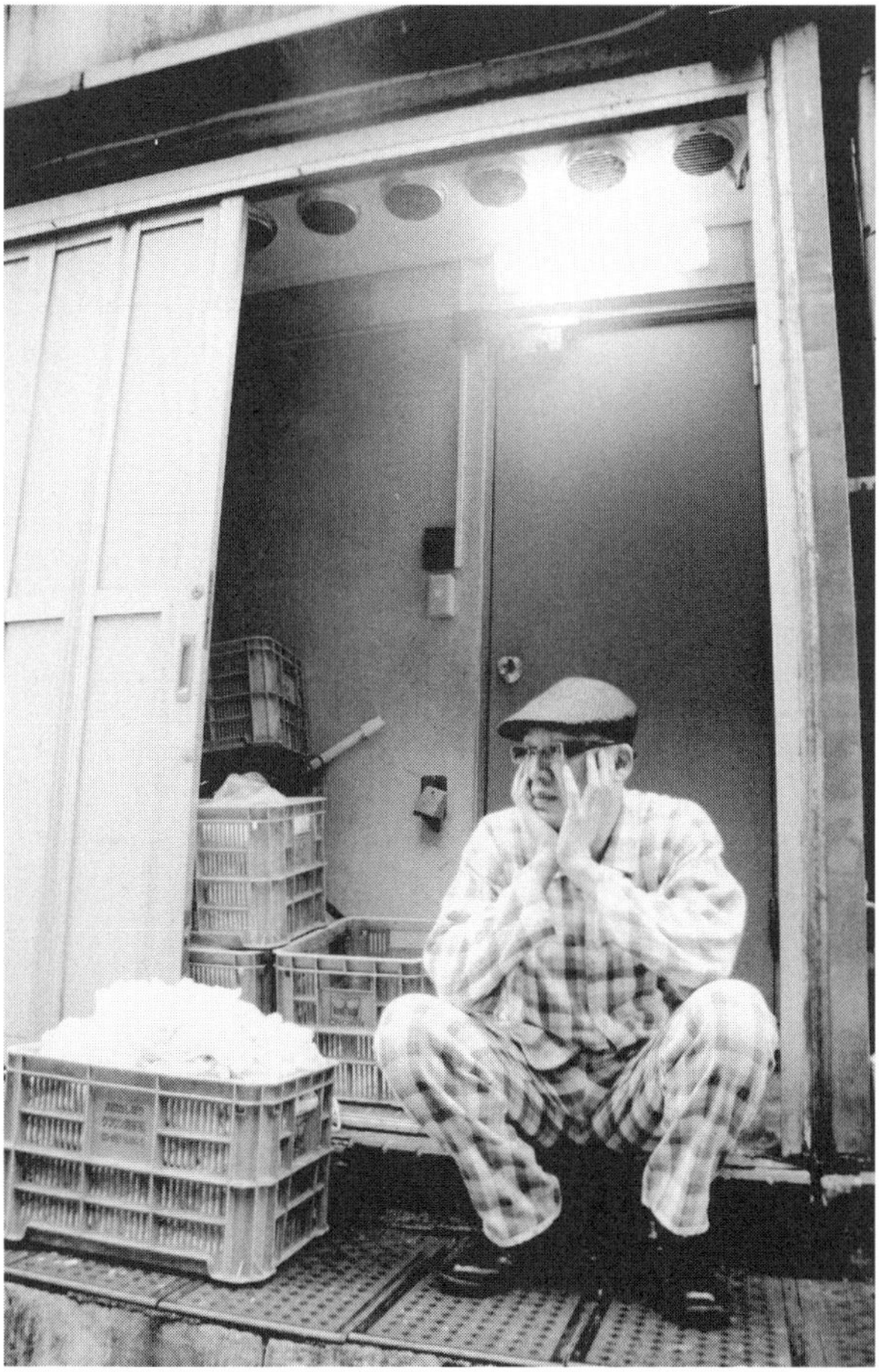

僕の人生

考えずに一歩一歩

十五歳のころから不登校になった僕は、僕の人生にいつも迷っていた。地図のない迷路に迷い込んで抜け出せない、それが僕の気持ちだった。

神経症になった僕は、鏡に映る僕の姿が一番怖かった。人の目に映る僕の姿が怖かった。人の心は鏡で、人の瞳を通してかすかに感じられる僕の姿におびえていた。

生きることは常に苦しみで、僕の人生のゴールは、死ぬことのような気がしていた。手首を切ったり、薬物を乱用したり、ビルの屋上に上がって飛び降りようとしてみても、僕は僕の人生のゴールを迎えることはできなかった。

アルコール依存症になった僕は激しい「離脱症状」に襲われた。世の中のすべての人や物が僕に悪意を持っているという妄想に捕らわれていた。僕が世の中からひねり出されるような感じがした。僕の居場所は精神科病棟しかなくなっていた。

二十七歳のときに、精神科病棟を退院した僕は途方に暮れていた。お酒を飲むこともできない、生きることもできない、死ぬこともできない、何もできない。

僕にできることは、一歩一歩よろめく足で歩くことだけだった。右手を出したときに、左足を出す、左手を出したときに右足を出す、そうして一日一日を過ごすだけだ。

あの時から十三年が過ぎて、僕は今もそうして歩いている。右手を出したときに左足を出

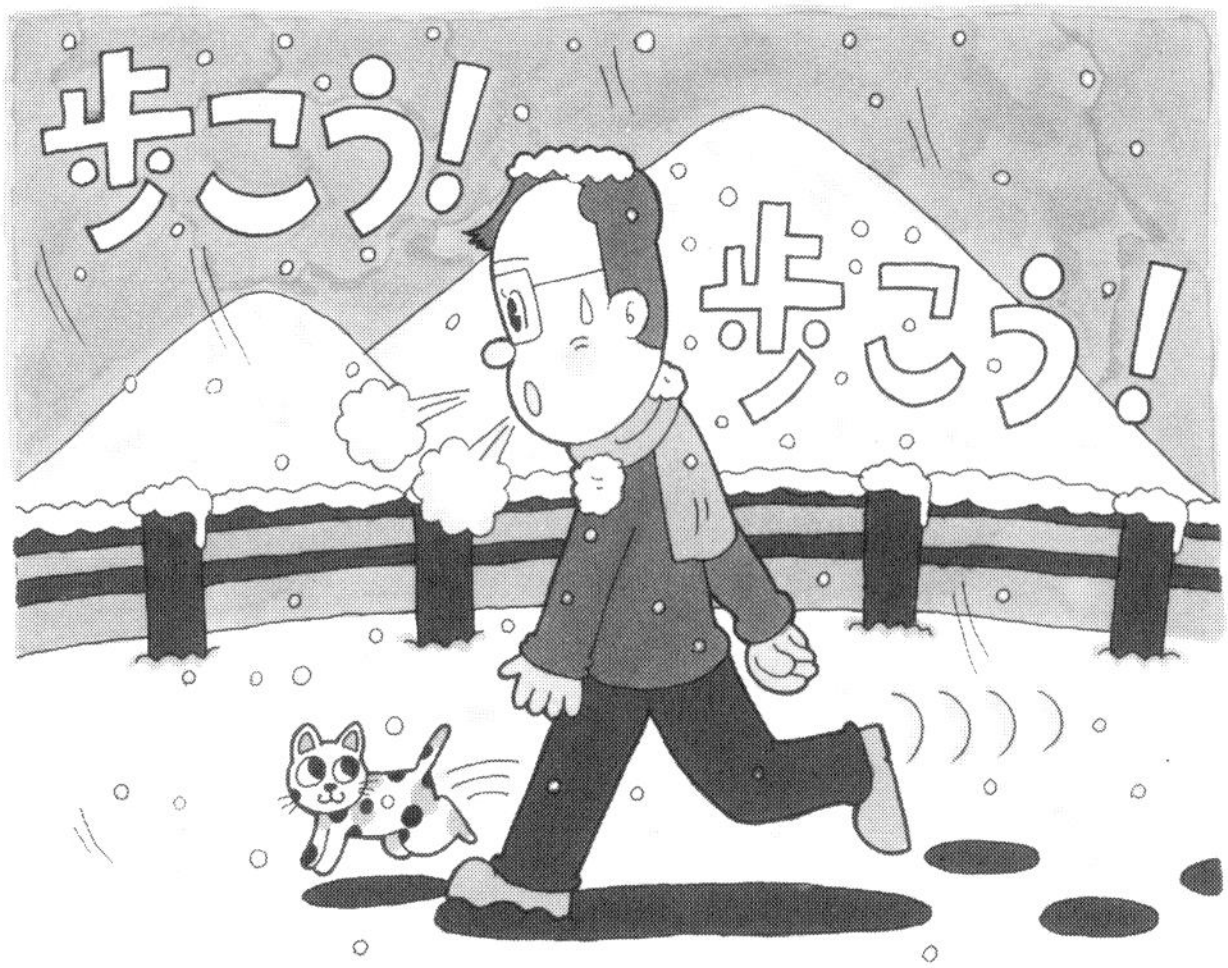

す、左手を出したときに右足を出す…。

僕の人生のゴールは見えない。僕が精神科病棟を退院してから十三年間の時間で学んだことは、「考えないで歩き続けること、そして僕と同じような『生きづらさ』を持つ仲間を見つけだすこと」、ただそれだけだ。

今も昔も、僕は変わっていない。死ぬことができない僕は、歩き続けていくしかない。僕の人生は地図のない旅だ。前は全く見えないけれども、歩くことはきっと楽しいことなんだと、偽りでもたとえ錯覚でも、自分にそう言い聞かせて、歩き続けていくしかない。

負の感情　人を許しまくろう

「許して許して許しまくろう！」、そう仲間に言われた。

十二年前、精神科のアルコール依存症病棟を退院した。酒を飲まない生き方を始めたが、現実に慣れていないために、精神的な混乱におちいっていた。

僕を一番苦しめたのは「怒りと恨み」の感情だった。

アルバイト中に、上司から叱責《しっせき》された。今、考えてみるといわれて当然のことなのだが、当時は理不尽に感じて根に持った。アルコール依存症者の自助グループの中で、気に入らないメンバーの行動に腹を立てた。

自宅の部屋で、思い出しては怒り狂った。怒りのあまり、食卓にあったサラダの皿を壁に投げつけた。飛び散ったマヨネーズが壁にベッタリとくっついた。酒は飲んでいなかったが、「飲まない酔っぱらい」だった。ぞうきんでマヨネーズをふきながら「いったい僕は何をしているんだろう?」と情けなくなってきた。本当に苦しかった。「怒りと恨み」が止まらなかった。

自助グループの中で、酒を飲まない生き方を長く続けている五十代の男性の仲間に、そんな僕の状態を相談してみた。

「問題が起きたら、相手のせいではなく、全部自分のせいだと思うことにしよう。許して許して許しまくろう！」と言われた。

「そんなの、いやだ！」最初はものすごく抵抗があった。ただ、言われたことを心の中で実行していくと、せき止められて沈滞していた川が、再び清流になって流れ出すような感覚を覚えた。

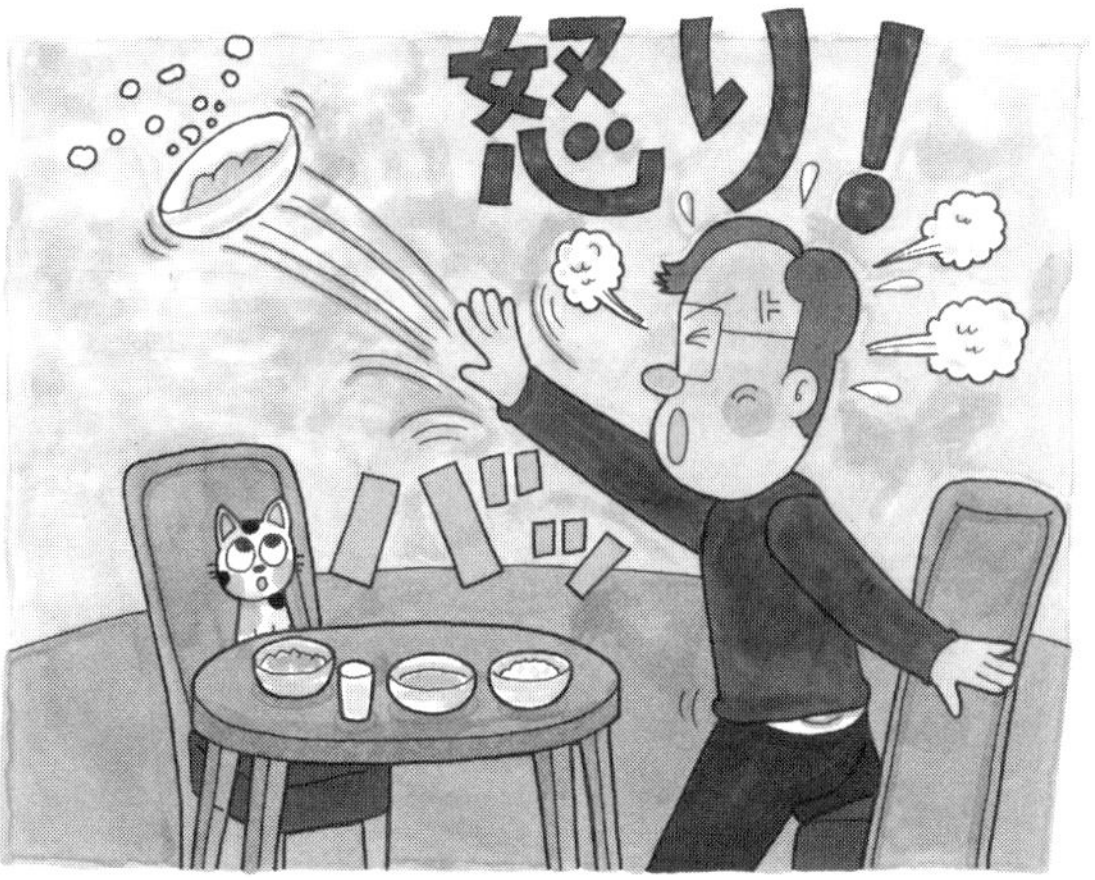

相手の非を心の中で責めていると、どんどん「怒り」が増大して「恨み」になり僕自身が苦しくなったが、「僕の取り方が悪かったのだろう」と僕の非に置き換えると、うそのように心の重荷が軽くなった。僕は過去に（そして今も）、多くの人々を傷つけてたくさんの罪を犯してきた。人の罪を許すことができたら、僕の膨大な罪の一つ一つも許されていくのかもしれない。そう考えると人を許すことが楽になった。

今では、僕はあまり怒ったり恨みを持ったりすることはなくなってきた。映画の復しゅう劇の主人公のように「決して許さん！」と叫ぶよりも、「許して許して許しまくっちゃう…」、そうつぶやいていた方が僕は幸福だ。

かっこ悪さ　そんな自分が好き

自分の映っているビデオを見るのが好きだ。

心身障害者のパフォーマンス・イベント「こわれ者の祭典」を開いたときは、家庭用のビデオカメラで録画しておき、何回も見直す。

ビデオの中の僕は、おでこが光っている以外はあまり特徴のない会社員風の中年男だ。

中年男（僕のこと）は、引きこもり時代に愛用していた古ぼけたパジャマを着て、詩を朗読したり叫んだりする。なんとなく怪しい雰囲気だ。自分のことながら、「この人、大丈夫だろうか?」と心配になってくる。

「来年四十歳になりますが、精神年齢はゼロ歳の赤ちゃんでちゅー。引きこもりを乗り越えて、生まれ変わった気持ちでちゅー、ばぶばぶー！」

ビデオの中で男は叫ぶ。僕はビデオを見ながら笑ってしまう。何しろ薄毛の中年男がパジャマ姿で両腕を上げて、幼児のように「ばぶばぶー！」と叫んでいるからだ。

笑えて、そして泣けてくる。過去の記憶が心の中に浮かんでくる。

十代そして二十代前半のころ、ロック・バンドに憧《あこが》れていた。ライブハウスのステージに上がってロックをやりたかった。かっこよく叫びたかった。観客の前で自己表現をしたかった。

でも、「引きこもり」だった僕はバンドを組むことさえできなかった。友達が一人もいない自

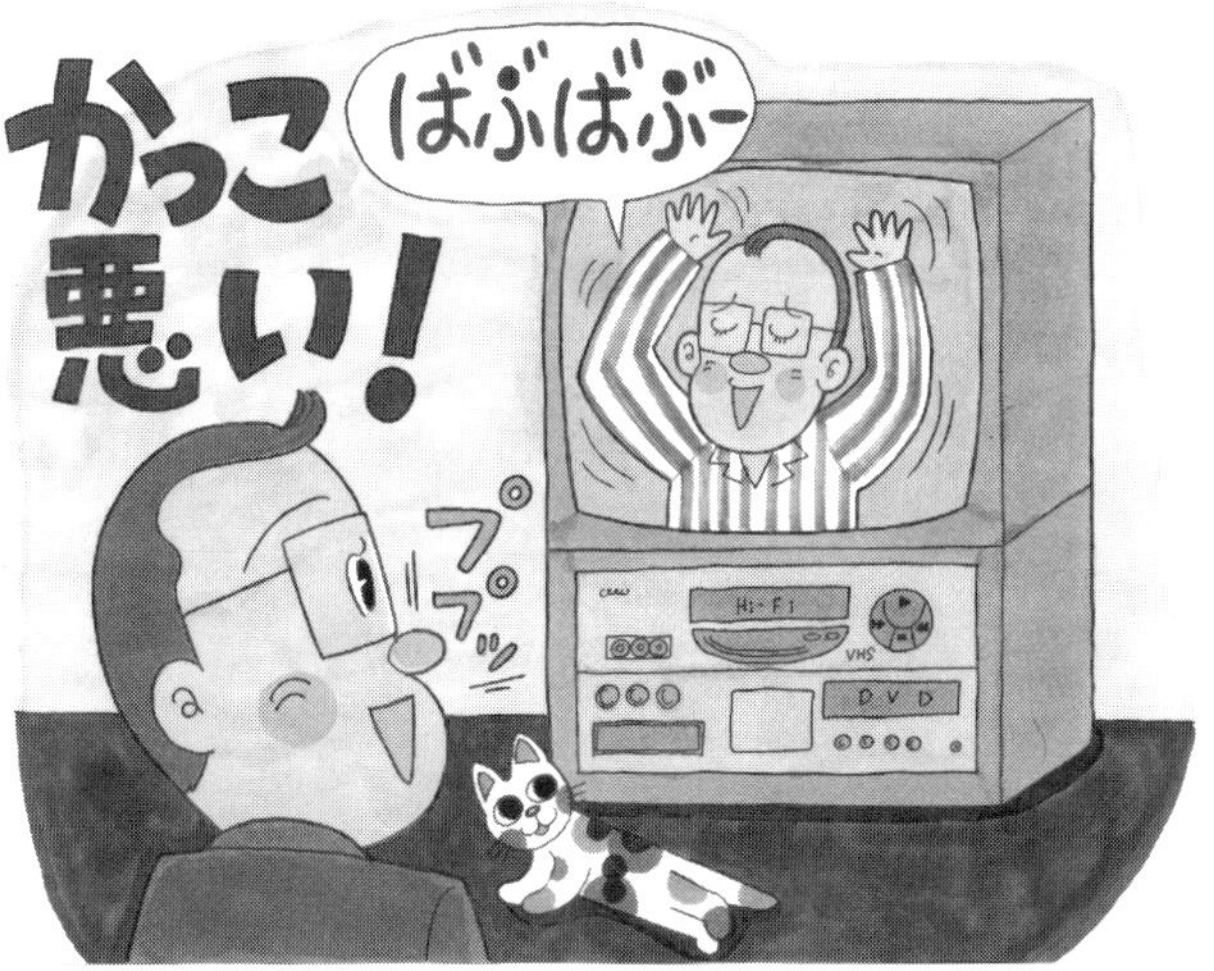

分が大嫌いだった。テレビ番組のアマチュア・バンドのコンテストを、嫉妬《しっと》心を持ちながら部屋で見ていた。孤独だった。

あのころから、十五年以上が過ぎた。かっこよくロックをやりたかった僕は、なぜか幼児の真似《まね》をして笑われている。ものすごくかっこ悪い！

でも、憧れていた夢の半分は叶《かな》ったのかもしれない。ステージ、大勢のお客さま、イベントの仲間、いろいろなことを与えてもらった。そして「かっこいい」ことよりも、「かっこ悪い」ことの方が僕には似合っている、と思う。

ビデオに映る僕の姿は、いまだに「自分探しの旅」を迷いながら続けている男の姿にも見える。ただ、以前に比べて僕はそんな僕自身が嫌いではなくなってきた。「かっこ悪い姿」は、僕の「ありのままの姿」だと思うからだ。

かっこ悪く生きていきたい、そう思っている。

棚卸し　人生告白し満足感

今から約十年前、二十八歳の僕はアルコール依存症者の自助グループの先輩のMさんに「棚卸し」をした。

Mさんは頑丈そうな体格の五十代前半の男性で、頭が禿《は》げ上がりK—1ファイターのマイク・ベルナルドに似ていた。Mさんが薄毛だったからではないが、僕はMさんを信頼していた。

精神的な混乱が続いていた僕は、自助グループの集会で「死んでしまいたい」とばかり言っていた。病院を退院して一年半くらい過ぎて僕が落ち着いてきたころ、Mさんに「そろそろ、『棚卸し』をしてみないか」と言われた。当時、僕は清掃の仕事をしていて、「棚卸し」をするような商品を扱ってはいなかったので不思議に思った。

「棚卸し」というのは今までの人生の洗い直しをすることで、生まれたときから現在までの出来事を個条書きにしてみること、そしてそれを人に読んでみせることだ、とMさんが説明してくれた。自助グループのプログラムの一つらしい。

「徹底的に正直にやってみよう。思い出したくもない、というようなことも書いてみよう」。Mさんはそう言った。

僕はMさんから言われたことをいぶかしく感じた。ただ、もう信じられるものが自助グループの仲間しかいなかったので、言われた通りにやってみようと思った。

初冬の夜、僕は書き上げたノートを持って、Mさんの家に出掛けた。Mさんと向かい合って座り、僕はノートを読み始めた。小さな白い猫が近づいてきて、Mさんの膝《ひざ》の上に乗った。

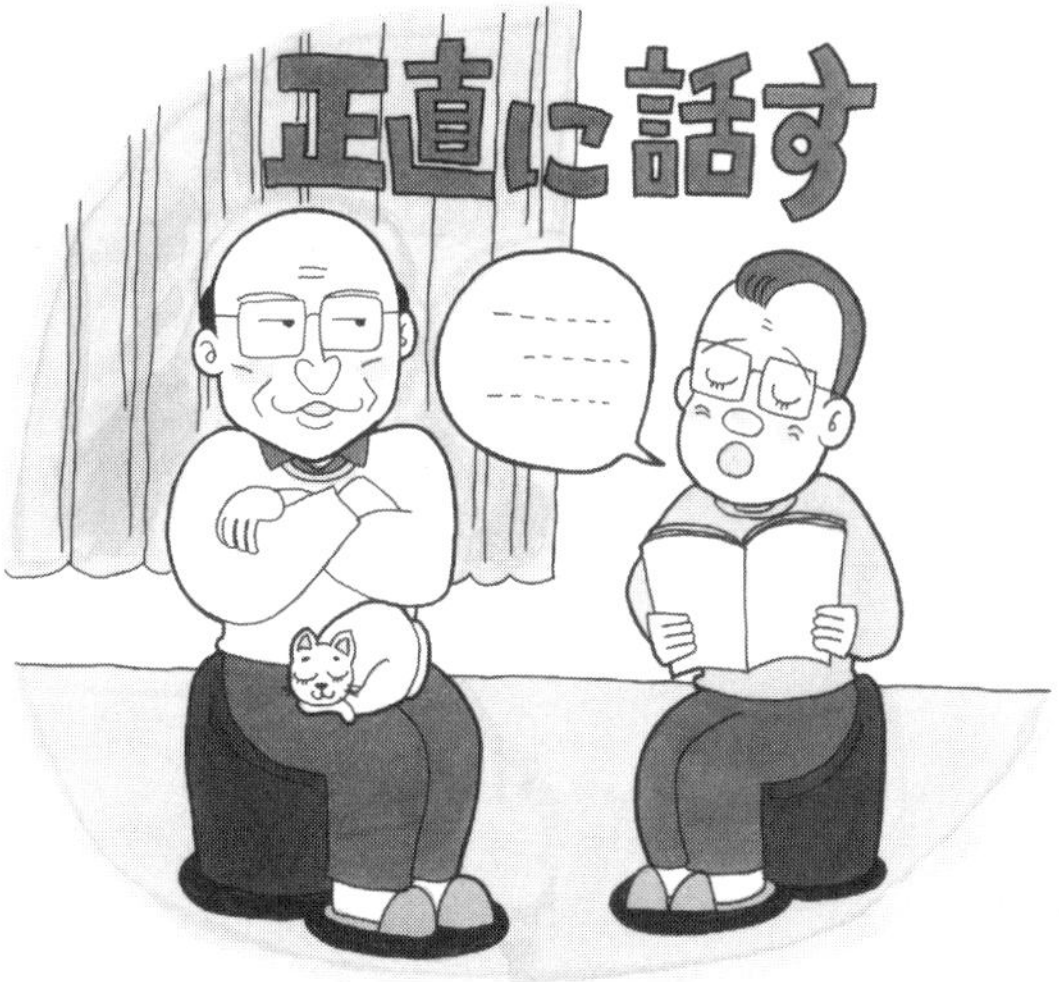

飲酒により失敗をしたこと、性的におかしくなったこと、僕は読み続けた。現在でも、どうしても人前では言えないことが何点かあり、このときはMさんに正直に話した。声が震えた。
僕が読み終わると、Mさんはニッコリと笑い、「正直に話せたあなたは強い人です」と言った。
僕は満ち足りた気持ちだった。性格上の欠点が以前より見えてきたこと、必要のないプライドが無くなったこと、などいろいろなことを「棚卸し」で得ることができた。
Mさんの家を後にして、僕は自宅まで歩いて帰った。夜空に月が浮かんでいた。「こんな僕でも生きていていいんだ」。不思議な自己肯定感に僕は包まれていた。

埋め合わせ　傷つけた人に償い

アルコール依存症の自助グループの先輩のMさんに、僕自身の過去を洗いざらい話す「棚卸し」をした。数カ月後に、Mさんが「今度は『埋め合わせ』をしよう」と言ってきた。「埋め合わせ」とは何のことだろう？　穴を掘ったりはしていないが、と不思議に思った。

「あなたが傷つけた人をノートに書き出してみよう、そしてその人たちに謝罪と償いをすること、それが『埋め合わせ』です」と、Mさんは言った。

僕は途方に暮れてしまった。Mさんは「一番傷つけたのは実は自分自身なのです。まずは一行目に自分の名前を書いてみよう」と言ってくれた。

僕は僕を傷つけてきた。カッターナイフで手首を切った。食事も取らずお酒を飲み、体を傷め続けた。お酒をやめて食事を規則正しく取ること、生活を楽しむこと、そんなことが僕への「埋め合わせ」だろう。

僕は一行目に自分の名前を書いた。それから、父母の名前、結婚した二人の姉の名前、上の姉の義父の名前を書いた。

まず義父のご自宅に伺った。僕が多量服薬による自殺未遂をして倒れているところを義父が病院に運んでくれた。入退院時に車で送っていただいた。さまざまな迷惑を義父に掛けてきた。

義父の家では、ごちそうを用意して僕を待っていてくださった。僕が謝罪をすると、「こうちゃんが、元気ならば何より！」と義父は笑ってくださった。

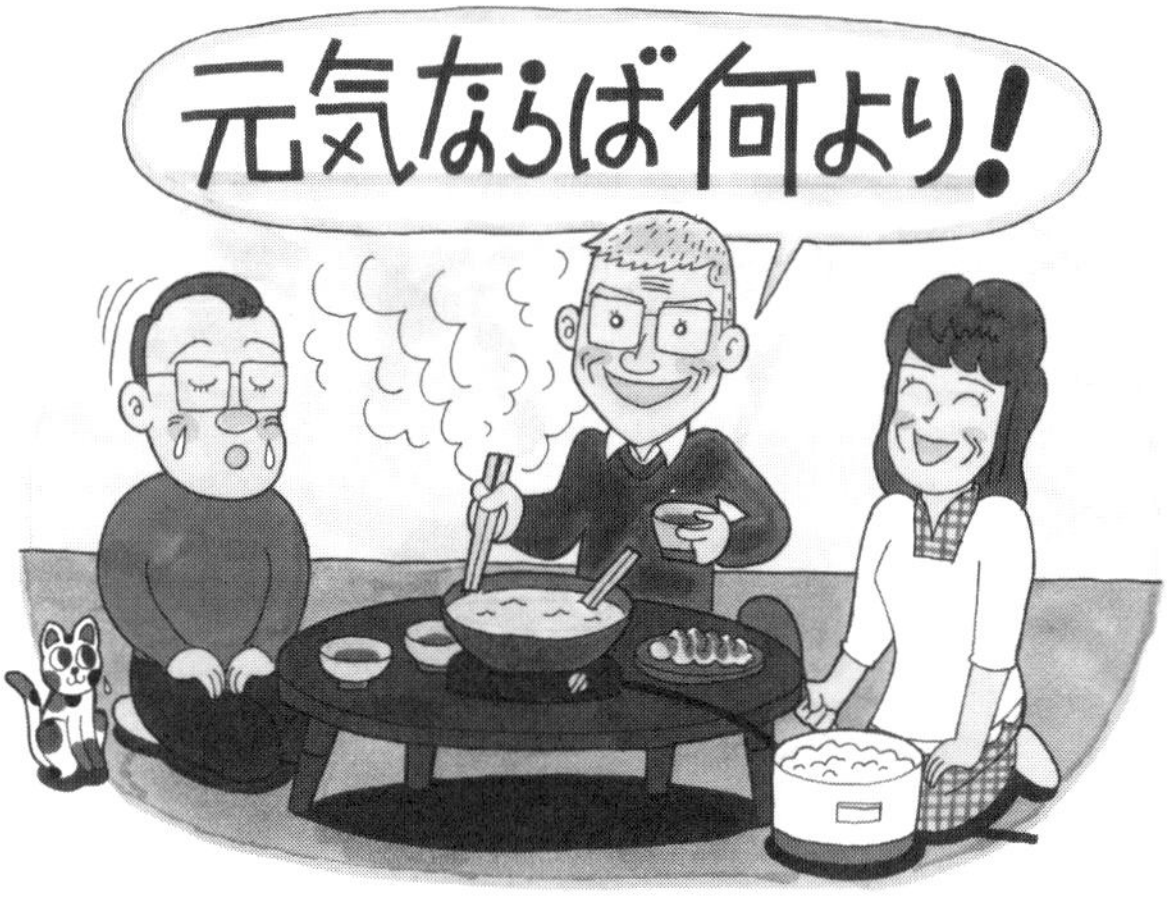

東京に住んでいる長姉と、西蒲西川町に住んでいる次姉に会いに行き、謝罪した。二人の姉は優しく僕を迎えてくれた。次姉に、僕の頭髪が薄くなったことをからかわれたが、楽しい時間を過ごすことができた。

そして、最大に傷つけてきたのはやはり父母だ。今でも、まだ「埋め合わせ」は完全にできていないのかもしれない。お酒を飲まないこと、うそをつかないこと、約束したことを守ること、そういった生活をずっと続けていくことが父母に対する「埋め合わせ」だと思っている。

「埋め合わせ」を始めてから、僕は「生かされていること」を強く感じるようになった。

これからも人を傷つけたときは「埋め合わせ」をやり続けていきたい、と思っている。

演劇　傷ついた「仲間」と

傷ついた心の持ち主が集まって、一つのものを作り上げていく。

僕の書いた「窓の外は青」という自伝的小説が演劇化されることになった。二十代半ばのころ、精神科病棟に入院していた体験を基にして書いた小説だ。このころは人生に傷つき、ボロボロだった。

演劇では過食症の少女、薬物依存症の男性など、新しいキャラクターを追加した。僕のアイデアを基に、演出の大橋健一君が脚本を書いてくれた。

主役の僕自身の役を、成田貴明君という演劇初出演の二十三歳の青年が演じてくれる。身長が一八八センチのモデルのような体形の男性だ。

成田君と、じゅんさい池公園のベンチに座って話した。「役作り」のために、僕と話したいという成田君の希望だった。僕がいかに「エロ引きこもり」であったか、という話をしたら成田君は笑っていた。

成田君も中学生のときに不登校になり、学校に行った日よりも行かなかった日の方が多かったということだ。僕と同じような傷ついた過去があることを知り、共感ができた。きっと気持ちの伝わってくる演技をしてくれるだろう、と僕は感じた。

数日後、過食症の少女の役を演じてくれる二十二歳の田中未来さんと、過食症で苦しんだ過

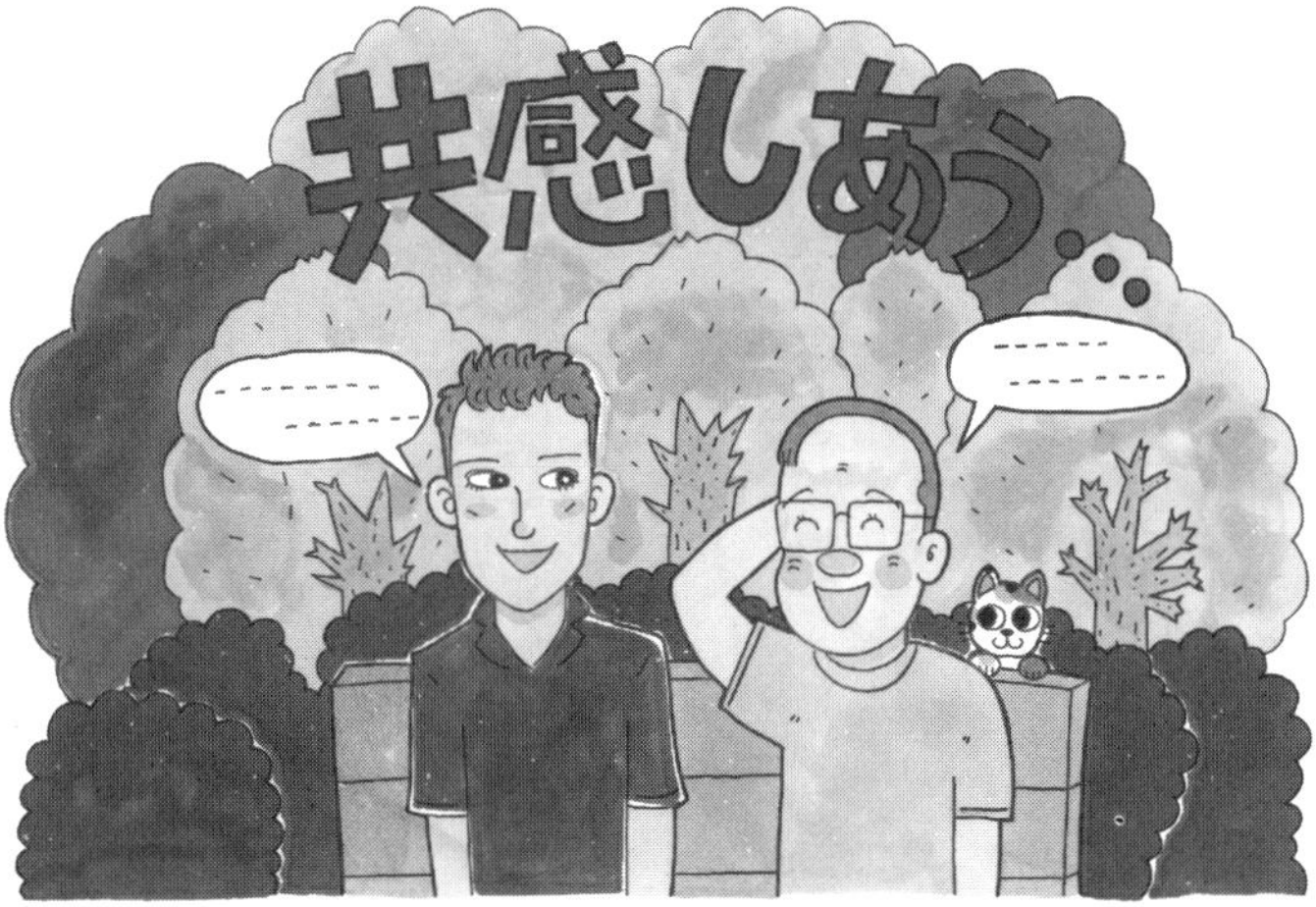

去がある二十三歳の女性のHさんと、僕とで話し合いをした。田中さんの「役作り」の参考にしてもらうためだ。

田中さんも十代のときにお母さんを亡くして、苦労した過去があったそうだ。Hさんも病気を乗り越えて、現在は自助グループ活動をしている。

二人ともチャーミングな女性で、このとき、僕はとても幸福だった。ずっと三人でいたかった。

苦しんだ過去がある人たちは僕にとって「仲間」だ。「仲間」がそれぞれの「思い」を持ち寄ってそれを演劇という一つの形に表現することができたら、素晴らしいことだと思う。今、生きることに苦しんでいる方々にぜひ見てもらいたい。

39歳　スターより長生き

僕はずいぶんと長生きになった、と思う。三十九年間、生きてきた。

小学生の時、新潟市古町の名画座ライフという映画館に、姉と一緒によく行った。大抵、「ドラゴン」ことブルース・リーの映画を見に行くためだ。僕と姉はドラゴンの大ファンだった。ブルース・リーは「燃えよドラゴン」を代表作とする香港生まれのアクション・スターだ。激しいアクションと落ち着いた雰囲気が魅力だった。三十二歳のときに、原因不明の死を迎えたらしい。

小学生のとき、ドラゴンはものすごく大人の人という感じがした。僕がドラゴンよりも年上になるとは思いもよらなかった。僕にとって「永遠の大人」という感じがしたからだ。

十代のころ、好きだったロックン・ローラーよりも、現在の僕は、はるかに年上になってしまった。シド・ビシャス、ジャニス・ジョップリン、ジミ・ヘンドリックス、皆二十代の若さで、薬物乱用のために亡くなった。今の僕の年齢から見れば、本当に彼らは「若者」だ。

来年、僕は一番好きだった元ビートルズのジョン・レノンと同い年になる。ジョンは四十歳のときに銃弾に倒れて亡くなった。ジョンは「永遠の先駆者」という感じがして、彼と同年齢になることはショックだ。

二十代半ばのころ、アルコールと薬物の乱用になっていた僕には、自分の未来に「死」のイ

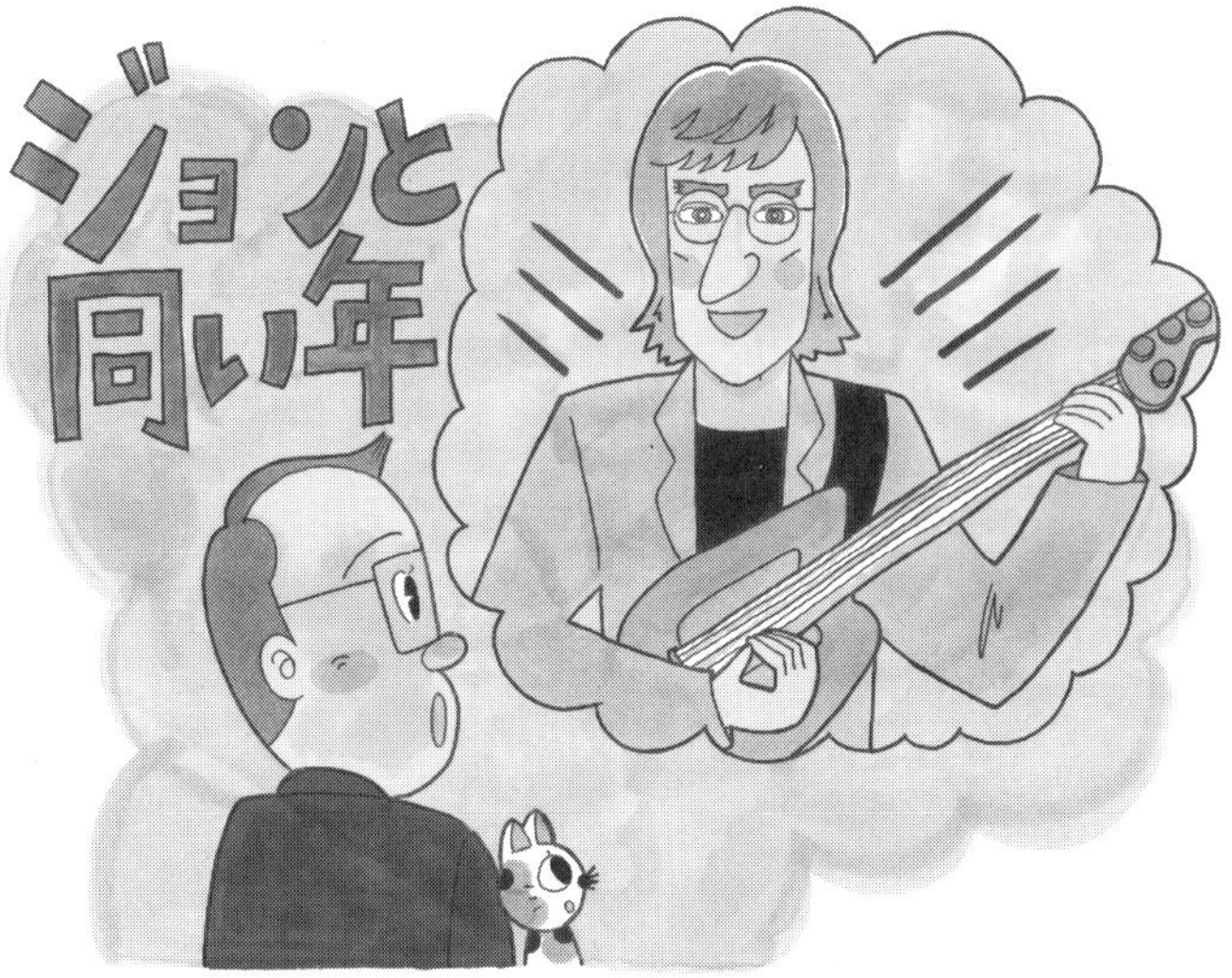

メージがあった。僕が長生きをするとは思えなかった。むしろ自分で「死」を望んでいた。

僕が変わったのは、入院中に三十代後半のアルコール依存症者の男性の「死」に出会ってからだ。そのときに、僕の中にある「生きる意志」に気が付いた。今の僕の年齢は、亡くなった男性の年齢を越えた。それを考えると感慨無量だ。

酒と薬をやめる人生を選んだ僕は生き延びた。僕が影響を受けた多くの人たちよりも、僕は長生きになった。不遜《ふそん》かもしれないが「僕が代わりに生きていきたい」と思っている。

今の僕の目標は、百二十歳で亡くなった元長寿世界一の泉重千代さんより、僕の方が年上になることだ。そのために、お酒をやめ続けて、健康に注意していこう。残りは八十一年だ。先はまだまだ長い。

らもさんの死　行動力見習いたい

涙が出た。中島らもさんが亡くなられた！

作家の中島らもさんが脳挫傷による外傷性脳内血腫のために亡くなられた。酔って階段から転落して頭部を負傷されたためらしい。

昨年の十一月、らもさんに手紙を書いた。もちろん、らもさんと僕は一面識もない。大ファンの僕はらもさんに一度お会いしたい、という夢を持っていた。

手紙には、僕がアルコール依存症者であること、心身障害者のイベント「こわれ者の祭典」を行っていること、などを書いた。「こわれ者の叫び」という僕たちのCDも同封しておいた。

らもさんもアルコール依存症による肝臓障害で入院歴があり、「今夜、すべてのバーで」という小説に詳しく病歴が書かれてある。僕は二十七歳のとき、入院中にこの本を読んで人生が変わった。主人公が、お酒をやめようと決意するシーンを読んで、涙が止まらなくなった。

手紙を出してから、しばらくしてお返事のメールをいただいてビックリした。数日後に迫っていた「こわれ者の祭典」の東京公演にぜひ出演したい、とのことだった。もちろん大歓迎だ！

東京公演の会場でイベントの前に三十分くらい、らもさんと二人で話した。ずっとらもさんを独占していたかった。シャイで優しい、文章のイメージ通りの方だった。CDを気に入って

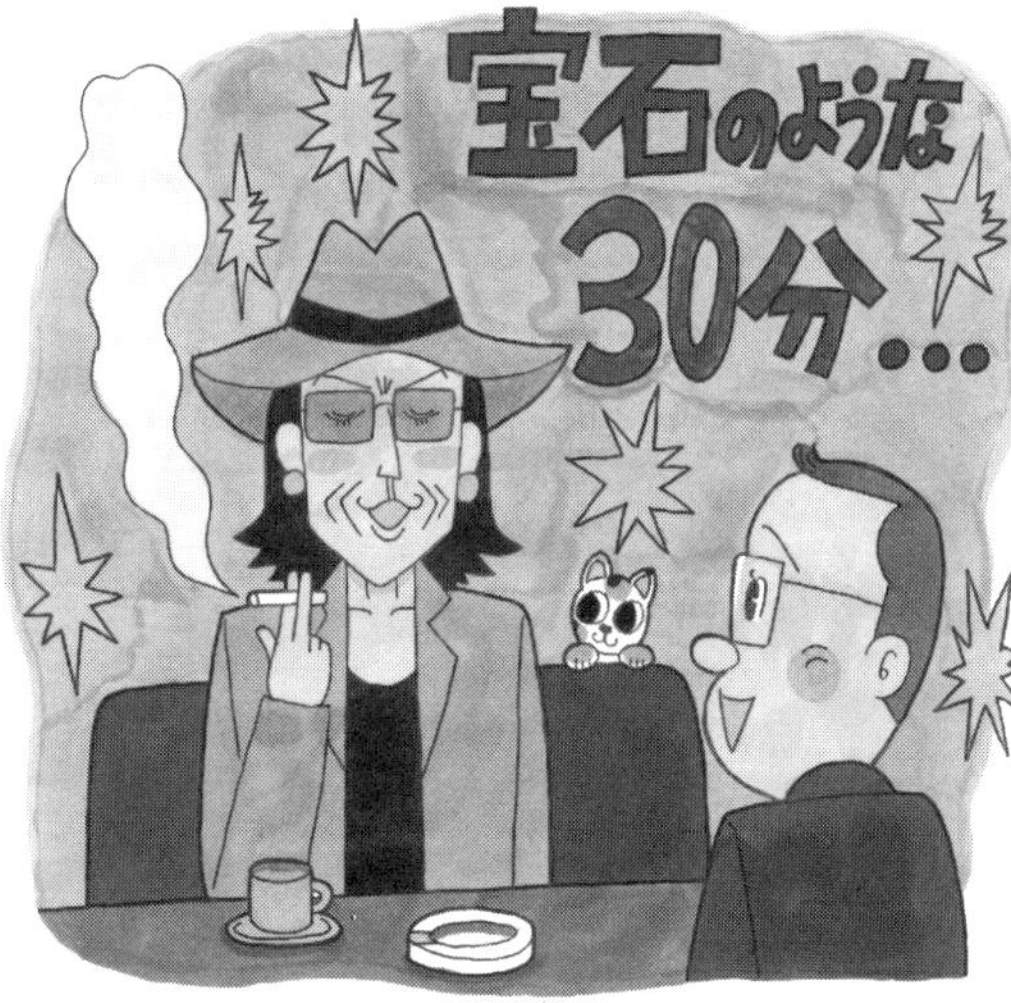

くださったそうだ。僕の三十九年の人生の記憶の中でも、宝石のような三十分だった。

地方のただのアルコール依存症者の手紙に興味を持たれ、足を運んでくださったらもさんの行動力を、僕も今後の人生でまねをしたい。僕自身も、らもさんにお会いしたいという夢が、手紙を出すことによりかなったことが貴重な経験だ。かなわない夢も多いけれども、動かなくては何も始まらない、そう強く感じた。

そして、「今夜、すべてのバーで」を発表されてから数年後に再飲酒を始められたらもさんが、くしくもアルコール依存症者の平均寿命といわれる五十二歳で亡くなられたことは、僕の記憶に深くとどめておきたい。

らもさんの本を読んでいるとき、僕はいつも幸福を感じる。ご冥福をお祈り致します。

ハゲ　悩むより楽しんで

昨年、新潟市のライブハウスで超満員のお客さんを集めて「ハゲ自慢の祭典」というイベントを行った。出演した僕は二十歳のころから脱毛が始まり、現在はオデコがピカピカと光っている。

「セクシーでキュートなすてきなハゲたちが繰り広げるトークとパフォーマンス！」と告知のチラシに書かれた内容だ。

同じ劣等感を持つ人たちが集まって、ありのままに悩みを語り合うと癒やし効果がある。「心の病」の自助グループ活動と同じかもしれない。ハゲで悩むよりもハゲを楽しんで生きよう、そのことをメッセージとして伝えたいと思った。

出演者はハゲ自慢の四人衆。三十九歳の僕は「キューピー・ハゲ自慢」として出演した。育毛剤に推定四十万円を費やしたが効果はなかった。三年前に「すてきなハゲ」を目指すことを決意をした。イベントでは「頭がハゲてよかった！」と自作の詩の朗読をした。

三十三歳の演劇プロデューサーの三上さんは「ジャン・レノ・ハゲ自慢」として登場。原始人は体毛が濃かったが現代人は薄くなっている、薄毛の人々は人類の進化の最先端を行く人々だ、と力説した。ハゲ上がったオデコに汗が光った。

四十二歳の清涼飲料水研究家の久須美さんは「チャーミング・ハゲ自慢」として登場。やや長髪ながら前頭部には髪の毛が全然ない。上品な紳士といった感じだ。この日は、頭髪に良いコンブエキスが入っているジュースについての講義を行った。

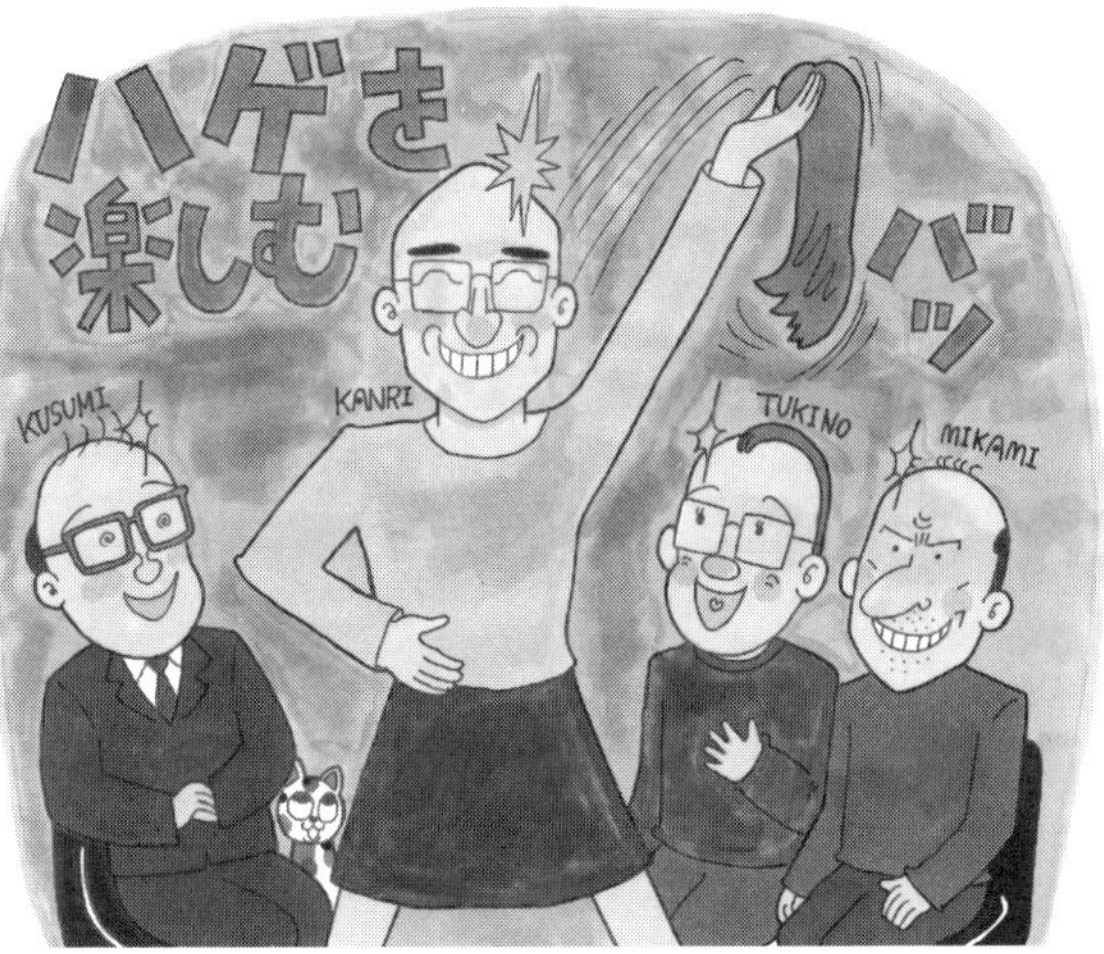

四十六歳の塾講師の東理さんは往年のハゲ男優「ユル・ブリンナー・ハゲ自慢」として登場。ダンサーの経験がある東理さんは女性用のカツラとスカートを着けてダンスを激しく踊った。踊りに熱が入って、カツラを脱ぎ捨てた。そこには見事に光り輝くハゲ頭が！会場は興奮のルツボとなった。

「ハゲ自慢の祭典」が終わってから、僕は完全に薄毛に対する劣等感がなくなった。自分の負い目を笑って話すことができると、生きることが楽になるのかもしれない。あの日の感動が忘れられず、またイベントを行いたいと強く思っている。「いいハゲの人はいないかな？」。出演者を探している。

子育てセミナー　お母さんにもてる

お母さんたちに見つめられてハッピーだった。

この七日、村上市の生涯学習課主催の「ハートふれあいスクール親育ちセミナー」の講師として呼ばれた。受講対象は「子育て中の方と子どもにかかわるすべての方」とのことで、今回の受講希望者は子育て中の「お母さん」がほとんどらしい。

僕は三十九歳独身なので、今まで子どもをつくったことも、子どもを育てたこともない。そんな僕がなぜ講師なのだろうか、と不思議に思った。

タイトルを聞いたところ「不登校・引きこもりの理解」ということで、納得ができた。不登校や引きこもりの体験者の話を聞いて、子育ての参考にしたいということらしい。

僕自身も、ぜひお母さんたちに、結婚の仕方や子供のつくり方を教えてもらおうと思い、講師をお受けすることにした。同行者は、自主映像作家の鈴木貴之君だ。この日は司会を務めていただいた。

新潟市から車で約一時間かけて会場の村上市中央公民館に着いた。会場に入ると、約五十人のお母さんたちが僕を待っていてくださった。会場全体が「お母さんオーラ」に包まれていた。優しい雰囲気だ。壇上に立つと、お母さんたちが僕を見つめている。こんなに大勢の女の人に見つめられたことはない。僕は幸福になってきた。

講義が始まった。講義といっても鈴木君の司会により、僕の今までの人生遍歴を語る内容だ。少しでも、お母さんたちの子育ての参考になるように正直に話した。

僕は自分の「不登校・引きこもり体験」を自分にとって必要な体験だったと思っている。親の期待した道を子供が歩まなくても、子供なりに自分自身の道を歩んでいくこともある、ということを伝えたかった。受講者の皆さんは僕のつたない話を熱心に聞いてくださった。

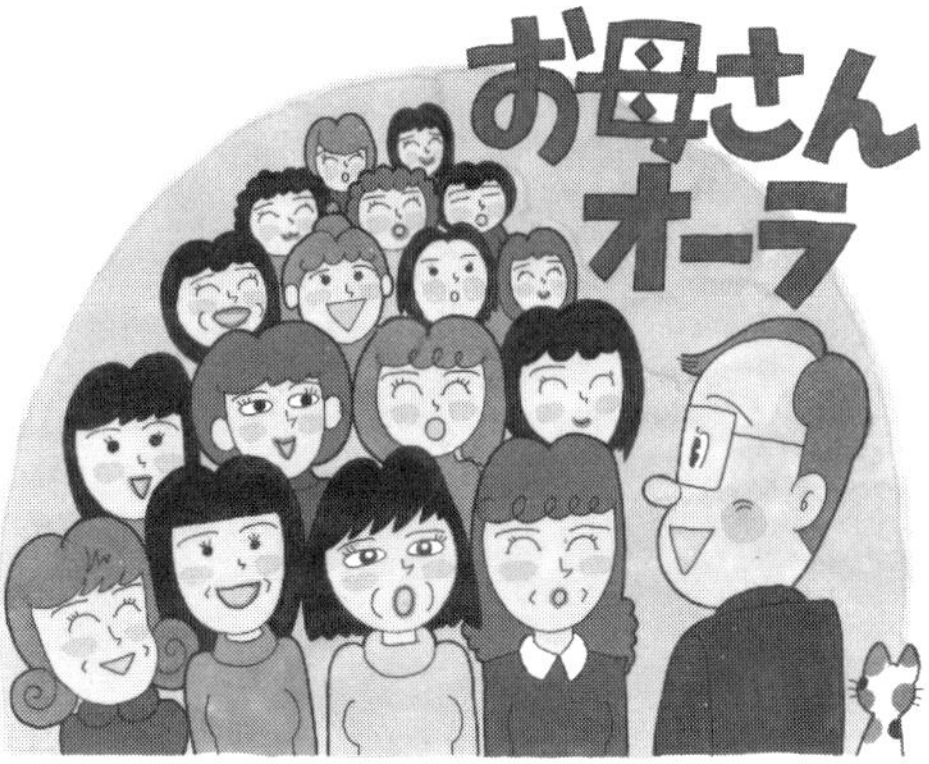

講義が終わり、お茶をいただきながらの座談会となった。僕は「どうしたら結婚できるのか、どうしたらモテるのか？」と僕にとって一番重大な問題をお母さんたちに聞いてみた。

すると、「月乃さんはすてきな男性だ」「月乃さんのファンクラブを作ろうかしら」「イラストよりも髪の毛があってかっこいいわ」となぜかモテモテになってしまった。

僕はお母さんたちにはモテるのだろうか？　とてもうれしいが、願わくば独身の女性にもモテるようになりたいが……。

僕も勉強になり、楽しい一日を過ごすことができた。村上市のお母さん方、本当にありがとうございました。

無力な僕　できることやろう

僕は「無力」だ。

県外の依存症専門病院の医師が患者に「私は無力です。あなたを治すことはできません」とまず第一に伝える、という話を聞いた。

無責任のようだが、僕はアルコール依存症なので、なんとなく意味は理解できる。ふさわしいグループセラピーの中で回復するように、という意味だと思う。この病院は入院中も患者同士の交わりに治療のポイントを置いていて、患者自身が持っている回復能力を引き出すことに努めているということだ。

僕が通うアルコール依存症の自助グループでは「アルコールに対して無力であり、思い通りに生きていけなくなったことを認めた」を第一ステップとしている。僕はお酒を僕自身の力でコントロールして飲める、と思い続けていたかった。結果は、いつも泥酔するまで飲んでしまう「敗北」だった。そして、部屋に閉じこもりになり「生きること」ができなくなった。

二十七歳のときに、僕は「無力」をはっきりと認めた。そのときから、お酒をやめることと、今までの僕の生き方や考え方を捨てて、人の意見を聞くことを実行するようになった。不思議なことに「無力」を認めてから、少しずつ生きられるようになってきた。それ以来、「無力」という言葉が重要な言葉となった。

僕は人に対して「無力」だ。人が僕に対して思うことや人の行動を変えることはできない。すてきな女性にデートを申し込み断られたとしても、仕方がないことだ。

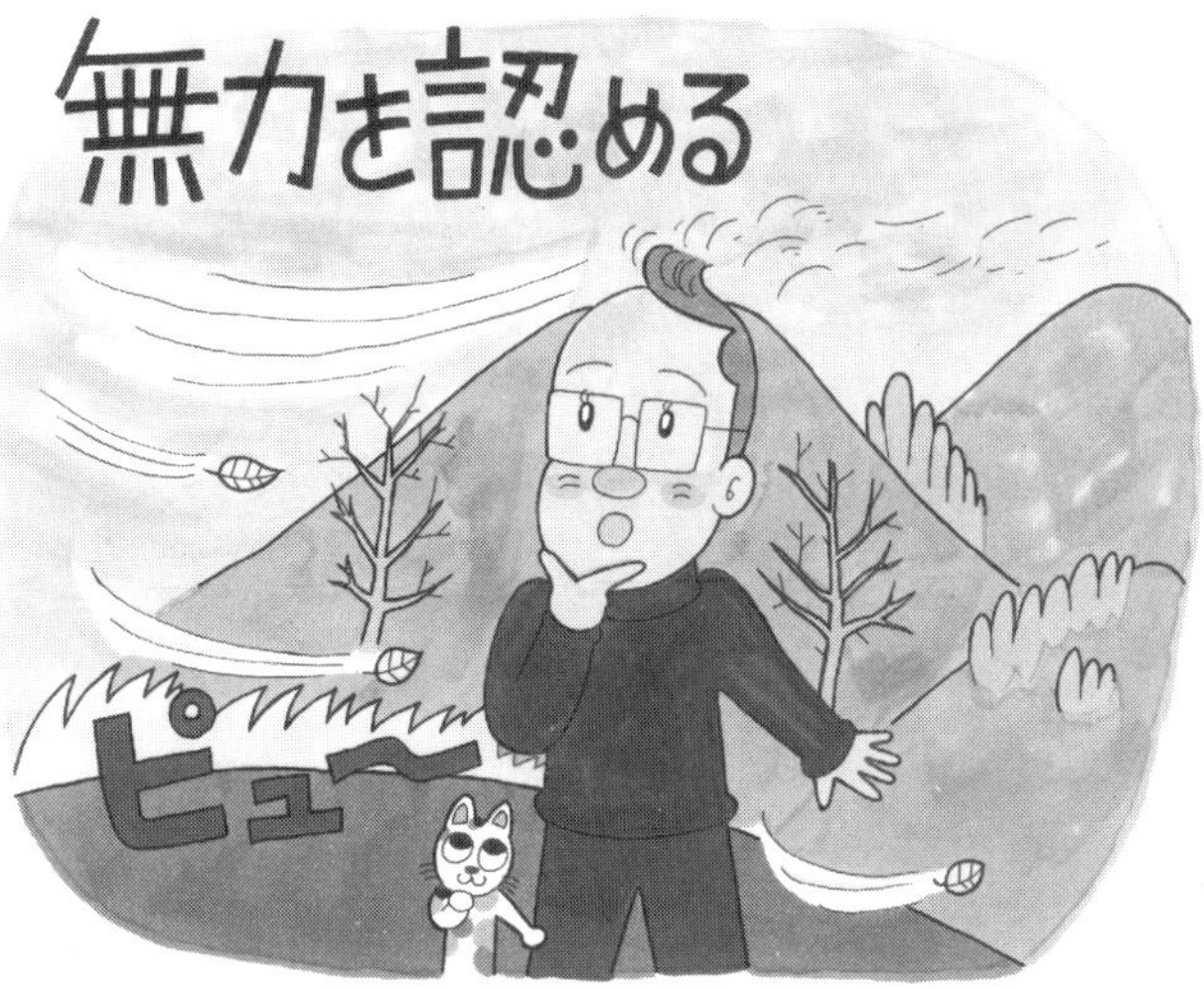

僕は「老い」に対して「無力」だ。薄毛の僕は秋になり脱毛量が増えてきたが、僕はそれを残念ながら止めることはできない。

僕は自然に対して「無力」だ。中越地震のニュースを見るたびに心が痛む。でも、僕は余震を止めることはできない。

僕は過去や未来に対して「無力」だ。過去を変えることはできない。先々のことを考え過ぎても意味がない。

できることは、今をどう生きるかだけだ。僕の行動、積極性、責任を取ること、許すこと、そのことに対しては僕は「無力」ではない。

僕は自分のできることとできないことを見分ける力を身に付けていきたい、と思っている。

新宿ロフト　昔の僕を思い出す

「新宿ロフト」という名前には思い入れがある。

東京のライブハウス「新宿ロフト・プラスワン」で、心身障害者のパフォーマンス・イベント「こわれ者の祭典」を行う。

今から十九年前、二十歳の僕は東京の板橋区の木造のアパートに住んでいた。風呂はなく共同トイレの家賃一万七千円のアパートだった。自分でもあまり面白いとは思えない四コマ漫画を描いて生計を立てていた。

当時、新宿駅西口にあったライブハウス「新宿ロフト」へ、よく行った。「新宿ロフト」は日本のロック文化にとって重要な場所だった。

僕は十代後半に続いていた「引きこもり」は精神科への通院により脱出していたが、友達はほとんどいなくて、一人で「新宿ロフト」に行った。

パンク・ロックが大好きで、見よう見まねでパンク風のかっこうをした。頭髪を頭頂部だけ残すモヒカン刈りにした。銭湯に行ったときに、髪形をジロジロ見られるのが恥ずかしくなり、その後はぼうず頭にしていた。

「あぶらだこ」「スターリン」「町田町蔵」、自虐的な前衛パンクが好きだった。

生きることが苦しくて、感情が自己破壊にむかっていたので、そういう音楽が僕の心にぴったりくるのだった。死にたいけれども死ねない、せめてパンク・ロックの轟音《ごうおん》の中で自分の感情をまひさせたかった。ライブが終わり、一人ぼっちで「新宿ロフト」を後にするときに、なんとも言えない寂しさが僕を襲った。

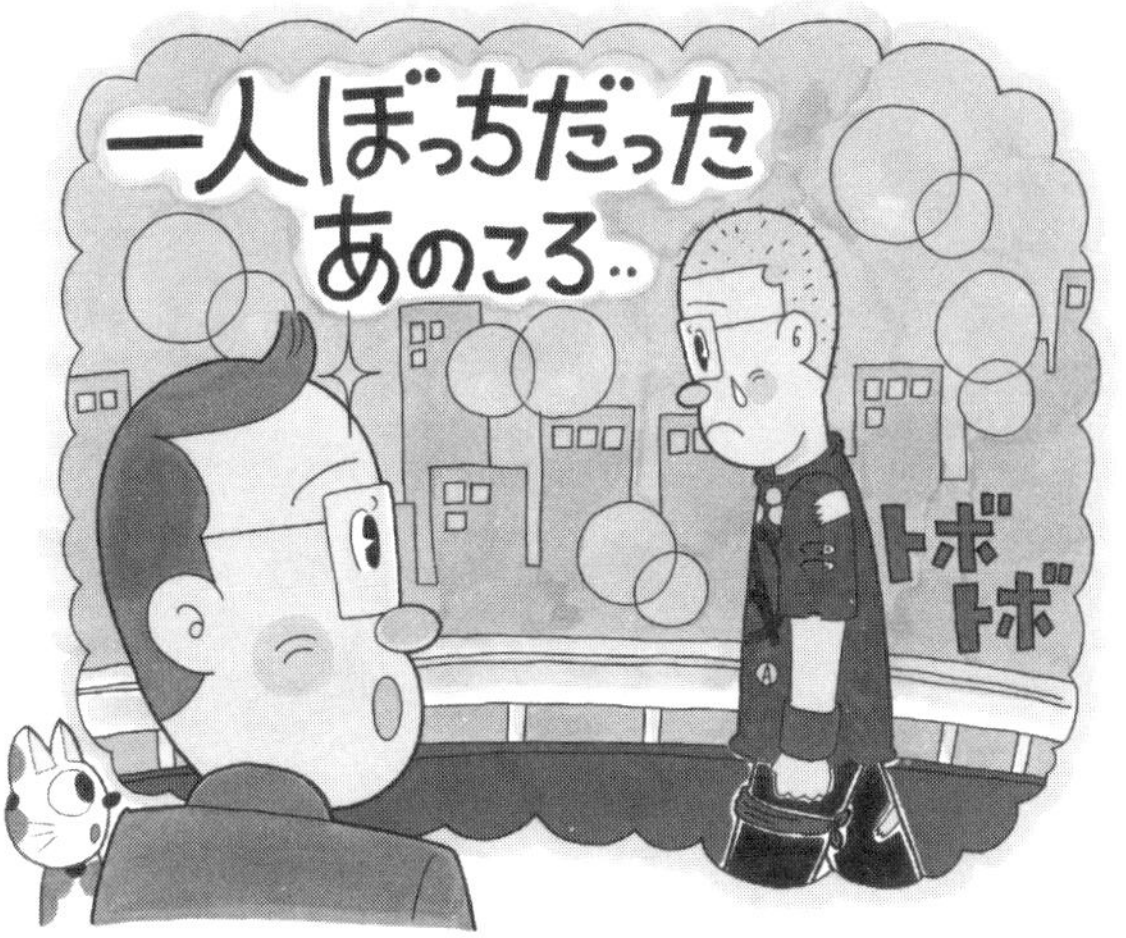

あのときから紆余《うよ》曲折、十九年があり、そして今、「新宿ロフト」と名のつく舞台に上がれる。中島らもさんも上がった舞台だ。感無量だ。強迫行為、脳性まひ、摂食障害などの「こわれ者の祭典」メンバー六人で東京公演へ行く。昔は一人ぼっちだったけれども、今は「仲間」がいる。

関東圏のテレビのニュース番組で「こわれ者の祭典」が特集されて反響を呼んでいる。大勢のお客さんに来ていただける予感がする。

かつてのぼうず頭だったころの僕のように、一人ぼっちで「新宿ロフト・プラスワン」に来た人たちへ、僕たちのメッセージが届くように願っている。

あしがらさん　信頼はぐくむ出会い

新宿を歩くと、たくさんのホームレスの方々に出会った。十一月二十一日、心身障害者のパフォーマンス・イベント「こわれ者の祭典・東京公演」が新宿区歌舞伎町の「ロフト・プラスワン」にて行われた。

開演前に、僕は歌舞伎町を歩いてみた。歌舞伎町は日本有数の歓楽街で、治安が悪いのでも有名だ。

東京に行く前日、僕は「あしがらさん」という映画を見た。二十年以上も新宿で路上生活を送っている通称「あしがらさん」と呼ばれる六十代後半のホームレスの男性のドキュメンタリー映画だ。映画で見た風景と、同じ風景が僕の目の前に広がった。

新宿コマ劇場の裏手の公園に行くと、二十人くらいのホームレスの方々が段ボールの中で生活していた。今から十五年前、東京に住んでいた僕はアルコール依存症になり、行き場所がなくなった。この公園のブランコに座り、ぼうぜんと歌舞伎町のネオンを見ていた記憶がある。「あしがらさん」に似た年配のホームレスの男性が公園の水道で水を飲んでいた。映画の中で「あしがらさん」は人々との出会いの中で希望を見つけ出していく。モノトーンの世界で生きてきた「あしがらさん」が、デイケアセンターに通うようになり、原色のアロハ・シャツを着てハワイアンを踊るシーンに涙が出た。

開演時間が近くなり、新宿コマ劇場の前にある「ロフト・プラスワン」へ向かった。入り口にはお客さんの列ができていた。テレビのニュース番組のカメラが入っていた。僕たちのイベントがブレークしつつある。興奮と不安が僕を襲ってきた。なぜだか、僕の心の中に、ブランコに乗っている十五年前の僕の姿と、水を飲んでいた年配のホームレスの方の映像が浮かんだ。

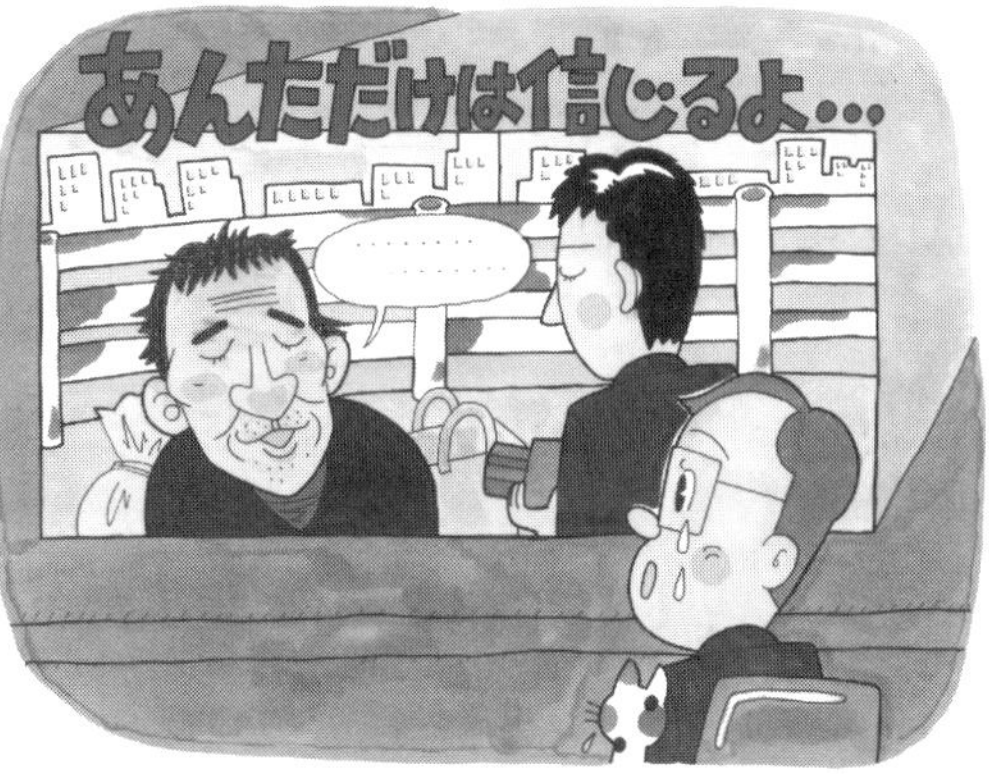

イベント終了後、多くのお客さんに声をかけていただいた。泣いている方もいた。イベントでの僕の性的告白談を聞いた中年の男性が「あなたはオナニー依存ですね、私はセックス依存症です」と、話しかけてくださった。たくさんの出会いがあった。

映画の中で、二十年以上も心を閉ざしてきた「あしがらさん」が、二十代の監督に向かって「あんただけは信じるよ」と語るシーンが印象に残っている。

「あんただけは信じるよ」、これからの出会いの中で、誰かに僕はこんな言葉を言ってもらえるときが来るのだろうか。僕はいろいろな人々に出会っていきたい、と思っている。

進路授業　生徒たちと一体感

定時制高校の進路授業の講師の依頼をいただいた。八割くらいの生徒の皆さんが、中学時代に不登校の体験者だという。

「こわれ者の祭典」のメンバーの摂食障害のＫａｃｃｏ（カッコ）さん、強迫神経症のアイコさん、アルコール依存症の僕、三人で出掛けた。司会は新潟お笑い集団の江口歩さんだ。

三十七歳の男性のＫａｃｃｏさんは、イベントに出演するときはいつも女装をしている。この日もスカートをはき、化粧もしていた。二十一歳のアイコさんは原色の服を着こなしたチャーミングな女性だ。三十九歳の僕は、会社の終業後だったために、くたびれたスーツを着てそして薄毛で、疲れ果てた中年の悲哀たっぷりといった風情だ。

出演者三人が並んだ姿は、とても不思議な組み合わせだったと思う。そもそも、この三人が高校の授業の講師をさせていただくことが奇跡のように感じられる。

一人ずつ体験談を話してからパフォーマンスを行った。強迫神経症のアイコさんが自作の曲を歌う前に、生徒の皆さんへお願いをした。

「私は人にじっと見られるのが一番苦手なんです。机の上に顔を伏せて私を見ないで聞いていただけませんか…」

僕はびっくりした。生徒の皆さんはどうするだろう。高校生のときの僕だったら怒りだしたかもしれない。僕は緊張した。

静寂の後、五十人以上いた生徒の皆さん全員がいっせいに机の上に顔を伏せた。同席されていた校長先生も顔を伏せられている。皆さんの後頭部が僕の目の前に広がっている。みんな素直ないい子だ！　僕は生徒の皆さんを、抱きしめたい気持ちになった。

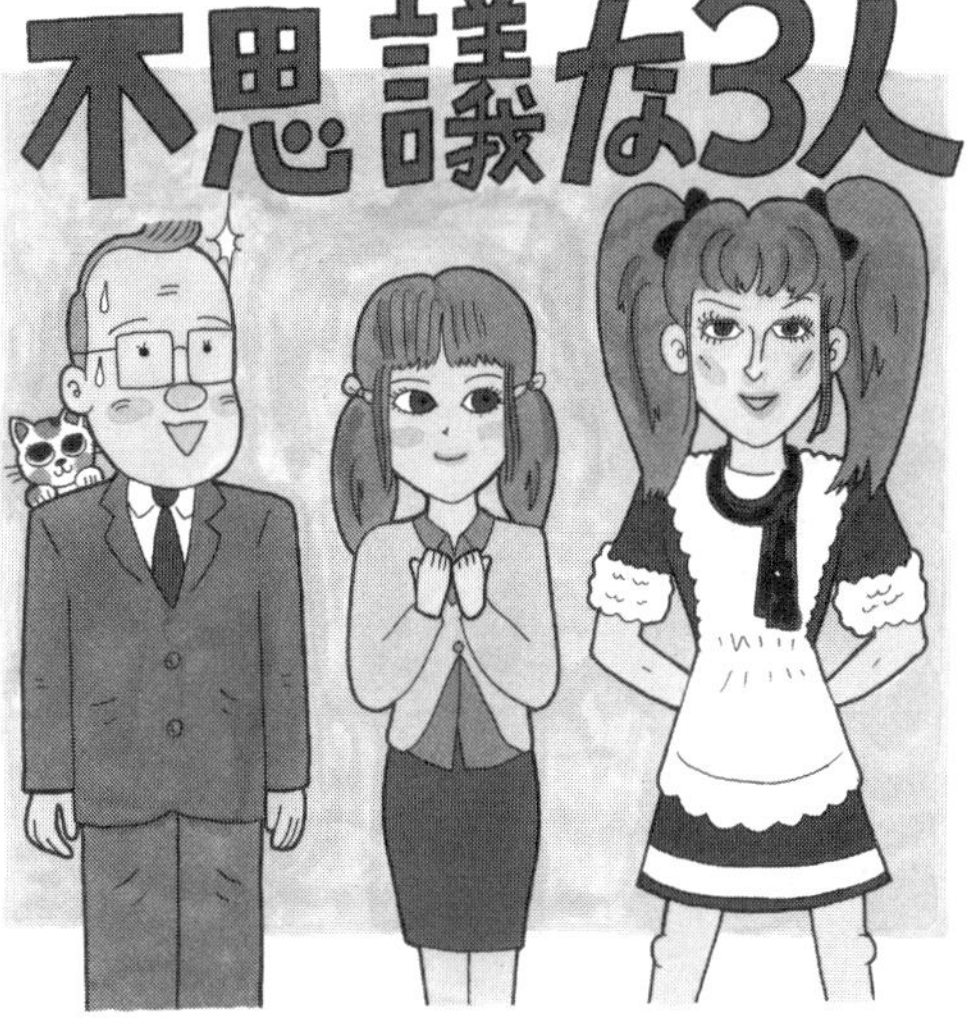

「♪明日はもうないと思って息をずっと止めていた…」

アイコさんの歌声が教室に響き渡った。アイコさんが疎外感に苦しんでいたことをテーマにした曲だ。皆さんは顔を伏せながらも熱心に聞いてくださっている。

僕の心にも響いた。僕はアイコさんを抱きしめたくなった。そしてＫａｃｃｏさんも抱きしめたくなった。校長先生も江口歩さんも、みんなみんな抱きしめたくなった。

「一人じゃないんだ、みんな仲間なんだ！」不思議な興奮に僕は包まれていた。

性同一性障害　苦しみ〝自分〟発見

友達の二十代の女性と新潟市古町のショーパブに出かけた。彼女が行きたいと言っていた店に僕が連れていけば、友達関係を超えて二人の仲が進展するのではないか、と思ったからだ。下心というよりも本心だ。

結論から先に書くと、この女性に「月乃さんはいい人なんですけれど、男性として見られないんです」とフラれてしまった。慣れているので、どうということもない…。

このショーパブでホストとして働く二十五歳の性同一性障害の小田嶋学君と出会った。学君の今までの人生の体験談を聞いて、僕は感動した。

学君は戸籍上の性別は女性だ。本名として女性の名前を持っている。体は女性だが、心は男性として生まれてきた。

子供のころから、体と心の違いに苦しんできた。好きになるのはいつも女の子だった。黒いランドセルが欲しかった。セーラー服よりも、学生服が着たかった。ふくらむ胸が嫌で、ラップを胸に巻いて目立たないようにしていた。

二十歳をすぎてから、心に素直に「男性」として生きることにした。ショーパブの仕事は大変だが、心は解放された。性同一性障害についての詩を書いている。

苦しみを経て「ありのまま」の自分に出会えた学君は光り輝いて見えた。

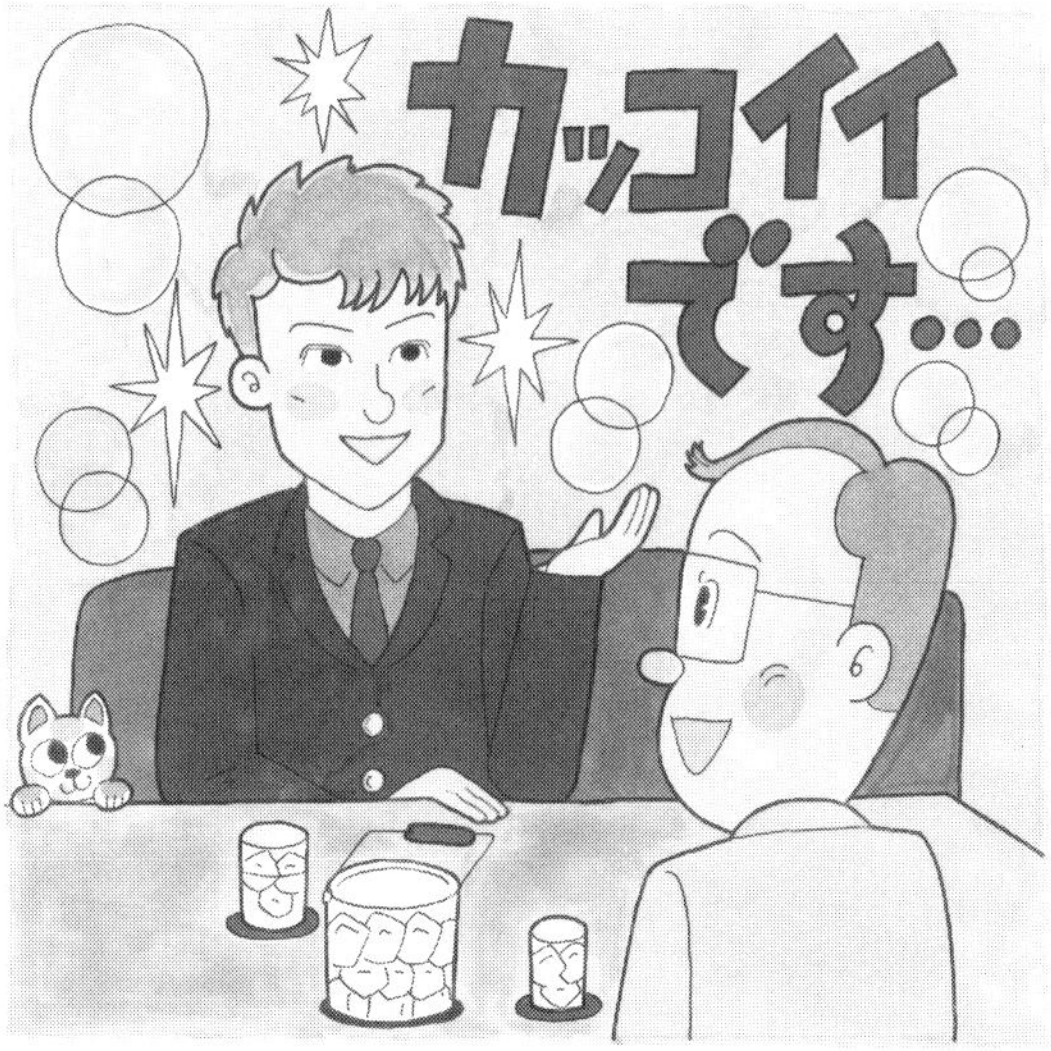

人生は「自分探しの旅」だと思う。いろいろ戸惑いから「ありのまま」の自分に出会っていく過程が「自分探しの旅」と言えるのではないだろうか。

僕は、傷ついても、失敗しても、女性にフラれても、僕の「自分探しの旅」を歩き続けていきたい、と思っている。

入院仲間　懐かしい顔幸せに

十五年前に僕が入院していた精神科の病院のデイケアに足を運んでみると、懐かしい顔に出会った。同時期に一緒に入院していたK君だ。K君の病名は統合失調症だった。

K君は完全に大人になっていた。髪を短く刈り上げていた。目の下にくまが少しできていた。もう三十二歳だと言う。建築関係の仕事をしているということだ。

十五年前の十七歳のK君のことを思い出した。前髪がまゆの下まで降りていた。肌が光っていた。

平成二年に僕はアルコールと精神薬のまとめ飲みをして入院した。自殺未遂だった。

十代の入院患者はK君のほかに、統合失調症のFちゃんがいた。十六歳の少女だった。色が白く瞳が黒くて、どことなく小動物を連想させた。

二十五歳の僕は、Fちゃんと話すことが楽しみだった。夢の中にまでFちゃんの笑顔が出てきた。

ところが、他の女性の患者の方から「FちゃんはK君が好きだ」という話を聞いた。僕はがっかりした。当時、頭髪は薄くなかったが、僕と美少年のK君とでは比べるのが無理だったかもしれない。

入院後、一カ月ほどしてアルコール依存症、と診断された僕は依存症病棟へ移ることになっ

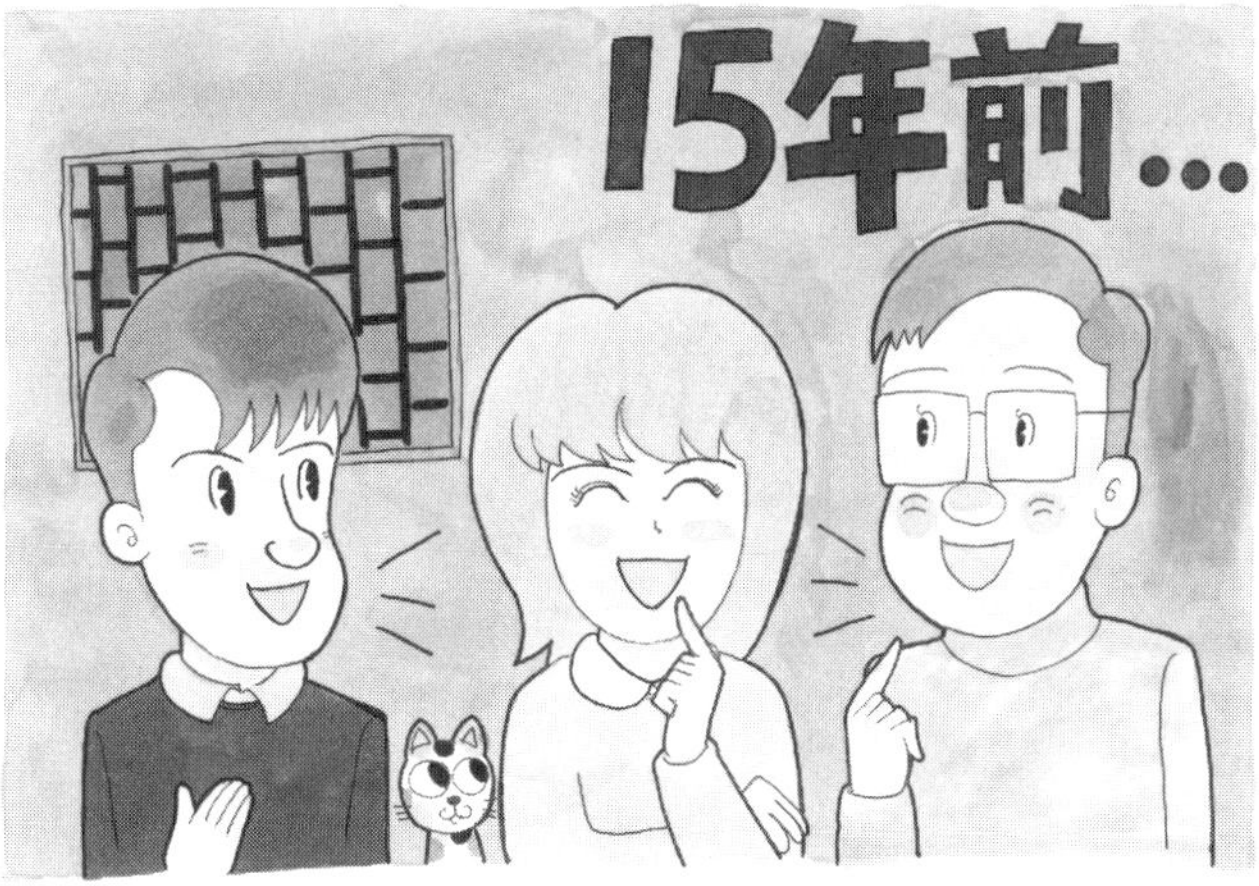

た。病棟の扉を出るときに、FちゃんとK君が僕に向かって手を振っていた。退院後、面会に行った記憶がある。そして僕はその後、依存症病棟へ二度の入院となった。

あのころから、二人には会っていなかった。二十五歳だった僕は四十歳になった。

K君に、Fちゃんの近況を聞いてみた。退院後、家庭の都合で東京に移ったらしい。それからのことは全く知らないということだ。

Fちゃんも、もう三十一歳だ。今、どうしているのだろう?

僕は、残念ながら人の幸福をいつも願えるような「いい人」なんかじゃない。でも、この時は彼女の幸福を強く願った。十六歳のFちゃんの笑顔が僕の心の中に浮かび上がって、そしてやがて消えていった。

誕生会　友に囲まれご機嫌

僕の誕生会を自分で開催した。僕の僕による僕のための誕生日会だ。

この三日に僕は四十歳になった。十日くらい前から、僕はそわそわと落ち着かなくなった。独身で彼女がいない僕は、僕の誕生日を祝ってくれる人がいない。僕の周辺の人々も僕の誕生日には無関心のようだ。このままだと、四十歳になる大切な日を、一人で寂しく部屋で過ごさなくてはいけなくなる。

かつて、引きこもりだったときは、楽しそうな人々を憎み、自分から行動することができなかった。生き方を変えていきたい。誕生日会を開いてくれる人がいないのならば、自分で開けばいい。そう思った僕は行動を開始した。

まず、なじみの定食店に行き、席の予約をしてから「月乃光司・誕生日会・どなたでもご参加できます！」というポスターを貼《は》らせてもらった。それから知人に、誕生日会のお知らせの電子メールを送った。特に数少ない女性の知り合いには全員に電子メールを送った。僕の所属する「こわれ者の祭典」にはホームページがあり、告知として「月乃光司・四十歳記念誕生日会・中年赤ちゃん宣言バブー！　どなたでもいらして下さい、特に女性歓迎」と載せた。

二月三日、十四人の方々に集まっていただき本当にうれしかった。

やはり類は友を呼ぶのだろうか、集まった方々はうつ病の男性、強迫神経症の女性、統合失調症の女性、過食癖のあった女性、脳性まひの男性、知的障害の女性、など何らかの「生きづらさ」を抱える方々が多かった。

「生きづらさ」を抱える方々は僕にとって仲間だ。仲間に囲まれて僕はご機嫌になってきた。

過食癖のあった二十三歳の女性が、「月乃さんにピッタリだと思って」とプレゼントをくれた。うれしくなって開けてみると、なぜかお灸が入っていた。

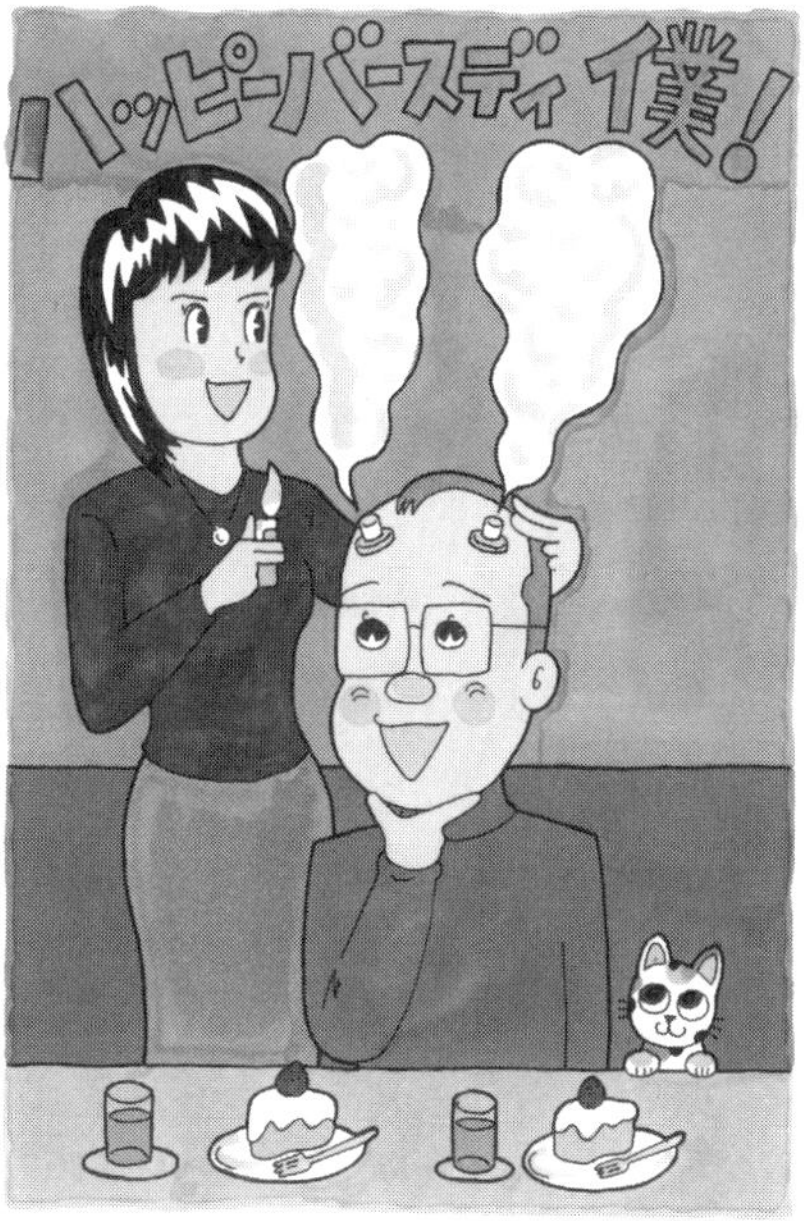

その女性から、僕の広くなってきたオデコにお灸をすえてもらった。なんでも、毛が生えてくるツボらしい。二十三歳のチャーミングな女性から、白くて細い指でオデコにお灸をすえられて僕は幸福になってきた。
鏡で見てみると、オデコから噴火口のように煙がモクモクと出ていた。
マグマのような僕の四十代の幕開けだ！　僕はそう思った。

3年目の公演　涙とよだれで絶叫

東京で叫んだ。

二月二十日、新宿区歌舞伎町の「ロフト・プラスワン」。昨年の十一月に続いて心身障害者のパフォーマンス・イベント「こわれ者の祭典・東京公演」が行われた。

午後一時から始まったイベントは午後五時になり、終演近くになっていた。舞台上には「アルコール依存症自慢」の僕とギタリストの「ノイローゼ自慢」の木林おず君がいた。立ち見も出て、超満員一六〇人の観客の方々が僕たちを見ている。

三年間、このイベントを続けている。病気を持つ者同士の集まりのために、おたがいに傷つけあうこともあった。僕自身も精神的にボロボロになったこともあった。

舞台上の僕たちにスポットライトがあたった。僕は一呼吸おいてから朗読を始めた。

「練炭で死ぬ前に僕たちを見てくれ」

「インターネットで知り合った見知らぬ者同士が、死んでいく共同体として車の中で一酸化炭素に包まれる前に、地球は太陽を回る車のようなものだ、この車の中で死ぬことができない者同士が、もだえ苦しみながらも生きていく共同体を作ることができたら…」

「僕たちのメッセージは届かないのかもしれない。でも、あなたと同じようにこの地球という車の中で、今も、もだえ苦しみながら生きていく仲間であることだけが伝わればいいと思う」

続いて、木林おず君の情念のこもったギターの音が会場を切り裂いた。僕は魂を焦がして、初めて会う東京の方々に向けて詩を叫んだ。

「アルコール依存症になってよかった！　引きこもりになってよかった！　どんな人生でも人生はすべて正しい！」

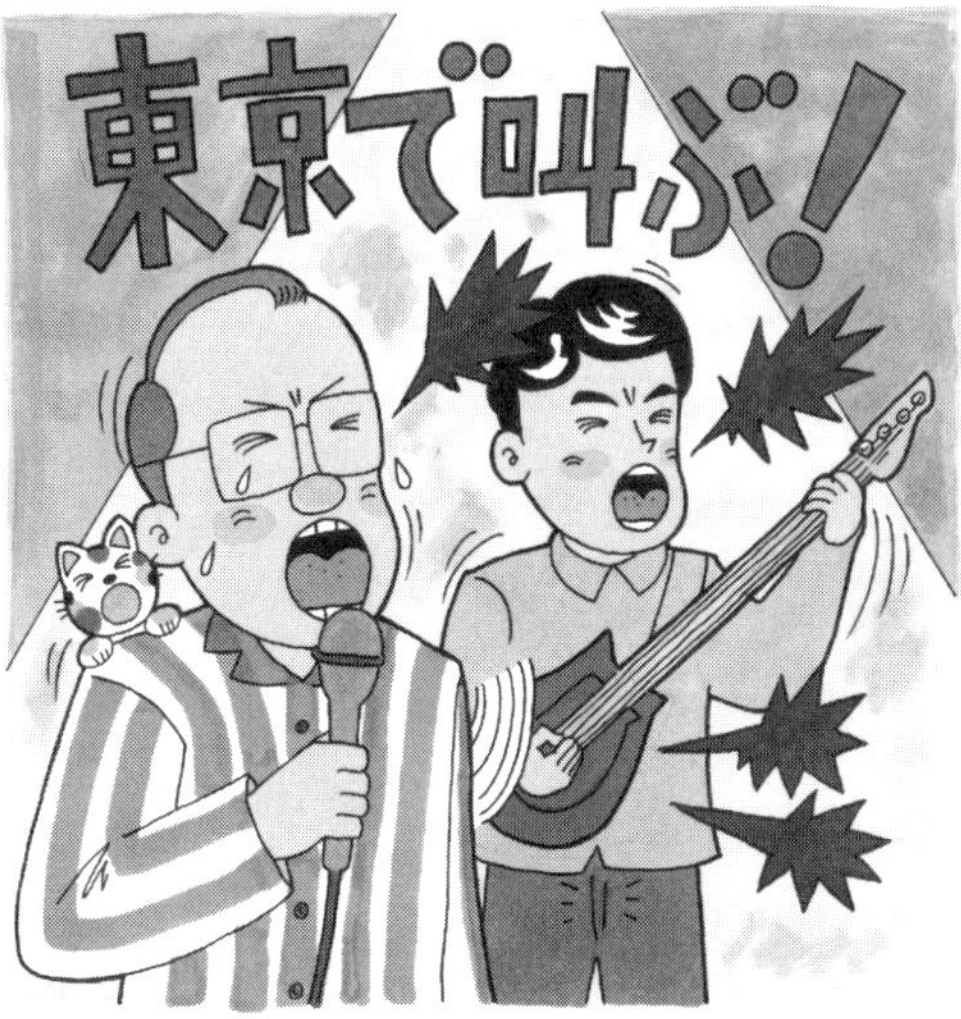

この詩を三年間、新潟県の「路上」で「海岸」で「福祉会館」で「福祉バザー」で「定時制高校」で「社会復帰施設」で「大学学園祭」で「ライブハウス」で叫び続けてきた。

僕の顔から涙とよだれが流れ落ちた。舞台上からハンカチで目元を押さえる観客の方が見えた。

イベントが終わり控室に戻ると、ゲスト出演のリストカット経験のある作家の雨宮処凛さんが僕の顔をまっすぐに見て、こう言われた。

「まったく新しい何かが始まりましたね…」

僕たちの戦いは始まったばかりだ。

乱入

リングは上がれず

身体障害者プロレス団体「ドッグレッグス」に僕とダイゴ君は乱入をした。

三十歳のダイゴ君は「こわれ者の祭典」に「脳性まひ自慢」として出演している。脳性まひのダイゴ君は軽度の言語障害がある。明るい笑顔で人気がある。

僕とダイゴ君は「ドッグレッグス」の大ファンだ。「ドッグレッグス」は観客を五〇〇人以上集める人気プロレス団体だ。歩行障害、視覚障害、元引きこもり、などさまざまなレスラーがリングに上がっている。

東京の世田谷区で毎週土曜日に「ドッグレッグス」のレスラーによるミーティングが行われているという情報を、ダイゴ君が手に入れた。僕とダイゴ君は、見学と称してそのミーティングに乱入をすることにした。僕の血が騒いだ。

事前に、ドッグレッグス事務所に電話をして見学の許可を得た。乱入とはいえ礼儀は大切だ。

「みんなで夕食を食べるので、お弁当を買ってきてください」とのことだ。僕たちは駅前の弁当店で空揚げ弁当を買った。僕は空揚げ弁当の袋を強く握りしめた。いよいよ乱入だ。

僕は、ダイゴ君とのタッグチームで「ドッグレッグス」のリングにプロレスラーとして上がりたい、と思っていた。僕は「ミスターヒキコモリ」という覆面レスラーになりたいのだ。

駅前から五分ほど歩いて、ドッグレッグス事務所に着いた。普通の民家だった。緊張して中に入ると、ドッグレッグスの方々は僕たちを温かく迎えてくれた。

集まったレスラーの方々は十五人くらいで、車いすに乗っている人、言語障害のある人、肢体障害のある人など、いろいろな方々がいた。

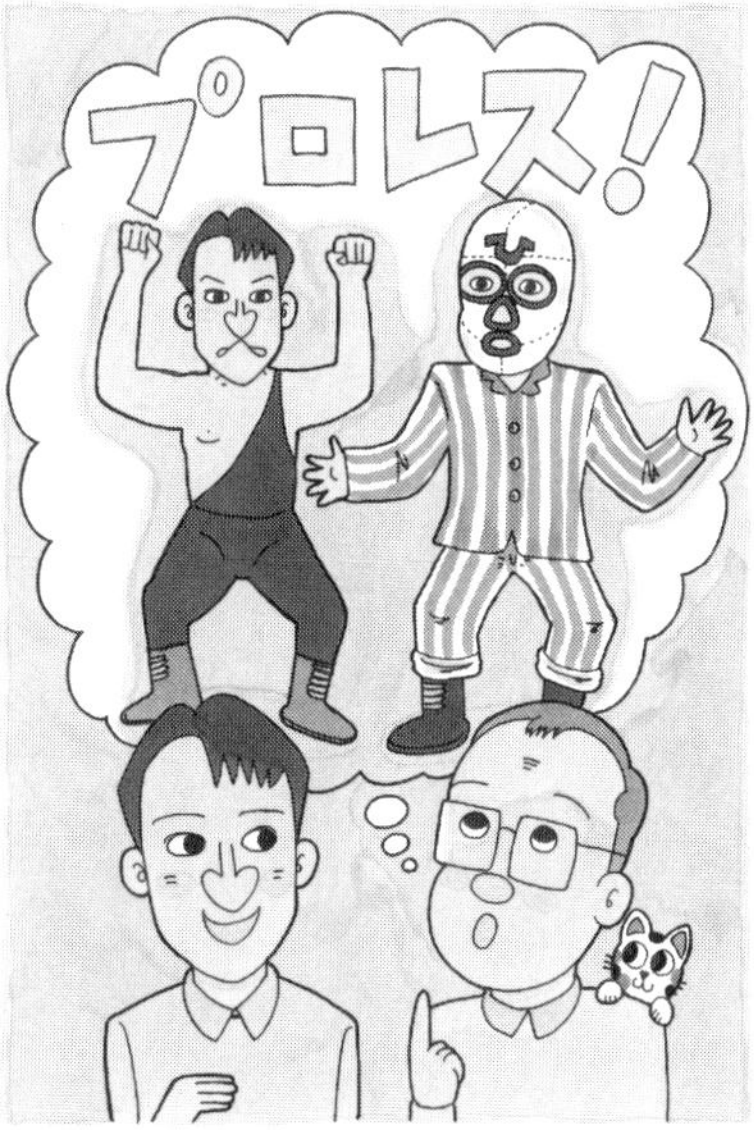

代表のアンチテーゼ北島さんに、僕たちがリングに上がれるかどうかを聞いてみた。試合はすべて真剣勝負なので、生半可な気持ちではリングに上がることはできない、ということだった。

運動不足で、おなかの出た薄毛の中年男（僕のこと）ではリングに上がることは難しいのだろうか？　残念！

レスラーの皆さんと一緒にお弁当を食べた。僕はとても幸福な気持ちになってきた。新たな居場所ができたようなそんな不思議な気持ちがした。

小学校で講演　飾らずありのまま

小学校からの講演のご依頼を受けた。

アルコール依存症と引きこもりの体験者で、独身で子どものいない僕は、まったく小学生と接点がない。どうして、小学校で講演をやらせていただけるのだろうか？

事前に校長先生が僕に会いに来てくださった。四月から中学生になる小学六年生の皆さんに「自分に自信を持つようになること」というテーマの講演をしてください、というご依頼だった。僕は特に自分に自信はないが、ありのままの自分で生きようと思っている。そんな話でよいのならとお引き受けすることにした。

当日、お昼ころに小学校に到着した。

生徒の皆さんと給食を食べた。小学生のときに「好き嫌い」が多かった僕は、給食を最後まで食べられないときがあった。今はまったく「好き嫌い」がなくなり、何でも食べられる。食べ物だけではなく、年齢を経るにつれて、受け入れられる物事も少しずつ増えていったと思う。

給食後、校長室で休んでいると、生徒の皆さんが入ってきた。昼休み中に校長室は開かれていて、自由に生徒の皆さんの出入りができるらしい。小学一年生の女の子三人と男の子一人と僕とで、百人一首で「坊主めくり」をして遊んだ。

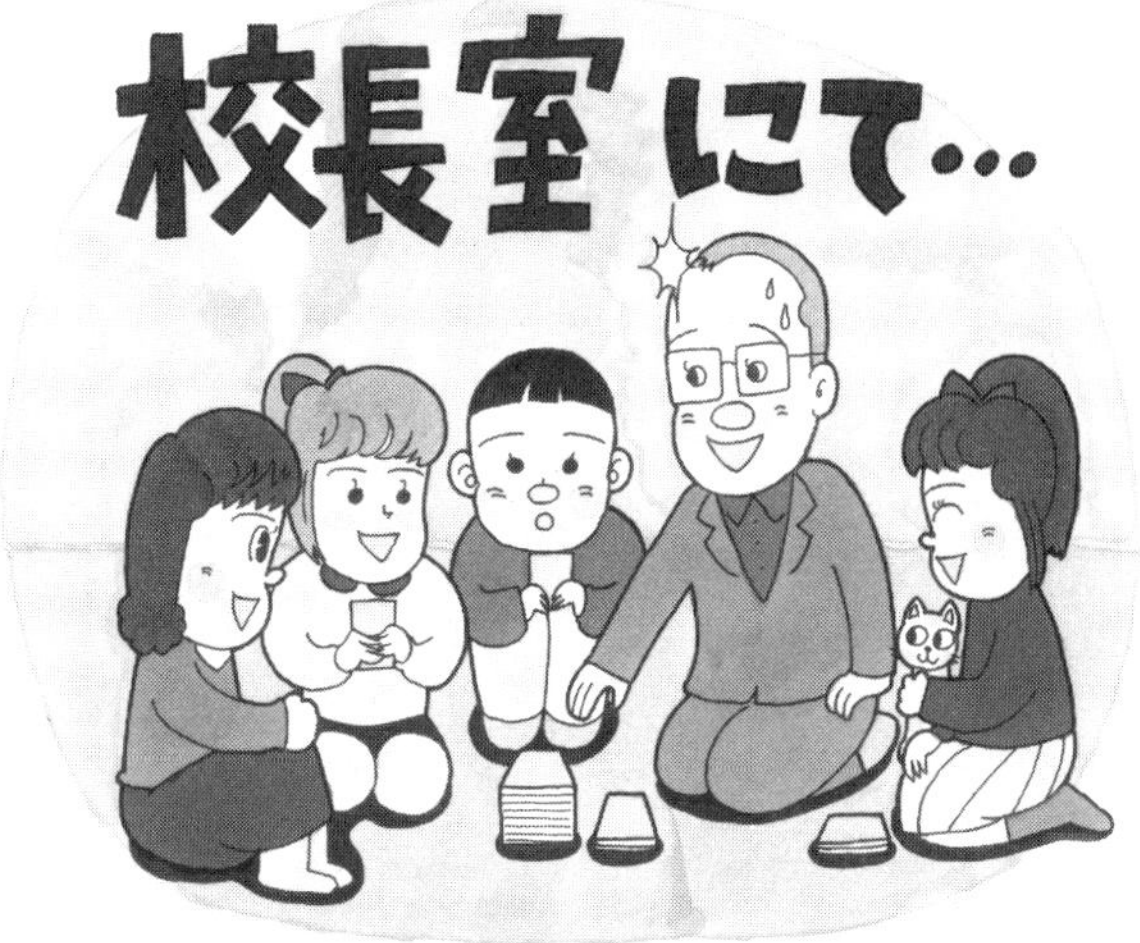

一年生が相手とはいえ、勝負は勝負だ。僕は興奮してきた。オデコも汗ばんできた。しかし、ここぞというときに「坊主」の札を引いてしまう。結局、僕は一回も勝てなかった。

昼休みが終わり、百人一首を片づけていた女の子に、僕は汗ばんでピカピカ光るオデコのまま、「私は坊主です、また会いましょう！」というと、女の子は笑いだした。

教室へ行き、講演をした。「劣等感」を受け入れて今はありのままの自分で生きている、それが生きる「自信」につながった、そんな話をした。

講演が終わり、再び校長室へ戻ると、六年生の女の子三人が会いに来てくれた。

サインをねだられて書いていると、僕は何だかスターになったような気持ちになった。オデコがピカピカした僕の似顔絵を書くと、女の子たちは笑い出した。

中学生になっても、ずっとその笑顔でいてね、僕は心の中でそう思った。

旅立ち　目標に向かい乾杯

「光司」の旅立ちだ。成田貴明君が東京の劇団の研究生試験に合格して、東京へ引っ越すことになった。昨年八月、演劇「窓の外は青」で主役の「光司」を演じた二十四歳の若者だ。演劇「窓の外は青」は僕の同名の自伝小説を原作としている。主役の「光司」は僕の役だ。精神科病棟を舞台として、自殺未遂のために入院した「光司」が、生きる意志へと到達する過程が描かれている。

成田君は演劇初出演で、まったくの初心者だった。中学生の時に不登校経験があり、挫折を味わっていた。「光司」の役を、自身の体験と重ねて、魂を込めて演じてくれた。

アンケート用紙に「長い間、引きこもりをしていましたが、今日は思いきって見に来てよかったです。この演劇をきっかけにして、私も外の世界への第一歩を踏み出してみたいです」と書いてくれた観客の方もいた。

東京へと旅立つ前日、半年ぶりに居酒屋で会った。身長が一八八センチもあるスマートな体形で、彫りの深い顔立ちをしている。僕と並んでいると本当に「月とすっぽん」という感じだ。もちろん、成田君が「月」で僕が「すっぽん」だ。よく考えてみると、僕の役を演じてくれたことは奇跡のようなものだ、と「すっぽん」の僕は思った。

成田君は、いろいろと話してくれた。

「舞台の練習をしているとき、そして公演中、今までの人生の中で一番、幸福で充実した時間を過ごせた」

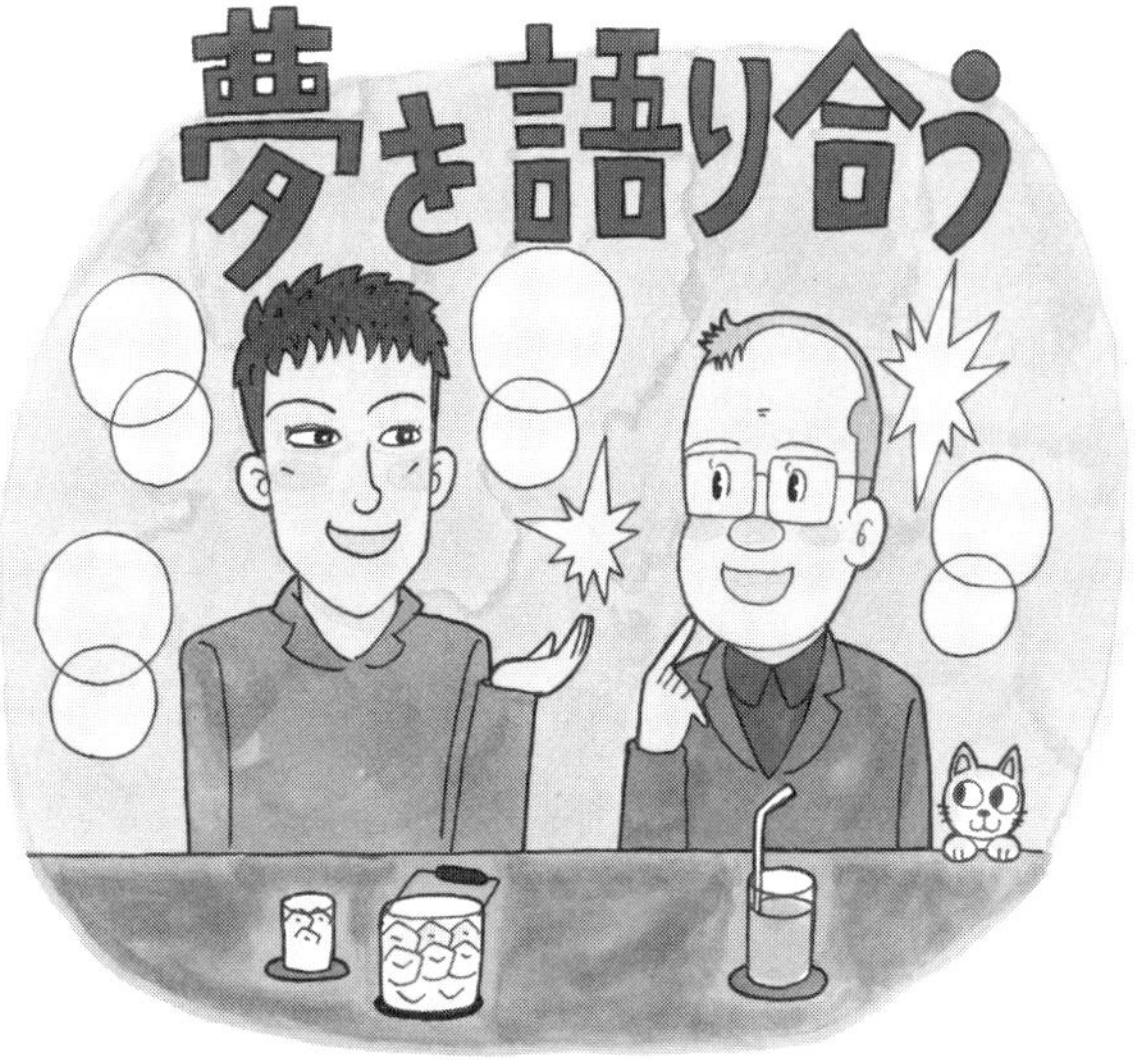

「終演後、感激した二十代の女性の観客の方が、泣きながら感想を話してくれたことが印象に残っている」

「あのときから役者になりたい、と思った」

そんな成田君の一言一言を聞いて、僕は嬉《うれ》しくなった。

二人で夢を語り合った。成田君はアルバイトをしながら、一年間の研究生生活を送り卒業制作の舞台を成功させること。僕は結婚して素敵《すてき》なパパになること。それが、それぞれの夢だった。もっとも、僕には残念ながら彼女もいないのだが。

半年前には彼女がいなかった成田君も、最近は彼女ができて遠距離恋愛を始めるそうだ。僕もがんばらなくっちゃなぁ…。

メッセージ　「生きざま」で表現

ダンスで汗が飛び散った。脳性マヒのダイゴ君の熱いメッセージが伝わってきた。この二十四日、新潟市総合福祉会館で、ダイゴ君のイベント「俺《おれ》のメッセージは何を言っているのか全然、わからない」が行われた。

脳性マヒのために、軽い言語障害と身体障害がある。タイトルは、ダイゴ君が考えたものだ。

ダイゴ君と僕のコンビで、自主映画に出たり、お笑いコンテストに出場したり、いろいろなことをしてきた。

印象に残っているのは、チャーミングな新潟在住の女優さんの応援団長の座をめぐって、詩の朗読対決を行ったときのことだ。二人とも、その女優さんの大ファンだった。いわば恋敵ともいえる関係だった。ダイゴ君の詩が選ばれて、僕は負けてしまった。その後、その女優さんには新しい彼氏ができて二人ともフラれてしまった。

二人には共通点があった。二十代半ばのころに挫折体験があることだ。

ダイゴ君は二十四歳のときに、会社を解雇された。そしてひったくりに遭い「どん底」に落ちた。そこから、劇映画へのエキストラ出演、自主映画の監督などの表現活動を行うことで立ち直っていった。僕も二十代半ばのころに、精神科病棟への入退院を繰り返していた。そこから自己表現を行うことにより、少しずつ回復していった。

この日のイベントは、ダイゴ君の表現活動の集大成ともいえるものだった。監督作品の上映、漫談、僕との対談、そして圧巻だったのはパフォーマンスだった。

お笑いで有名な「ギター侍」の替え歌を歌った。「俺は福祉の勉強しているイケメンの大学生、人一倍力持ち、障害者の介助はまかせとけーって言うじゃなーい。でもアンタ、当事者ダシにして女の子にアピールする魂胆見え見えですからーっ、残念！」。会場は大爆笑になった。

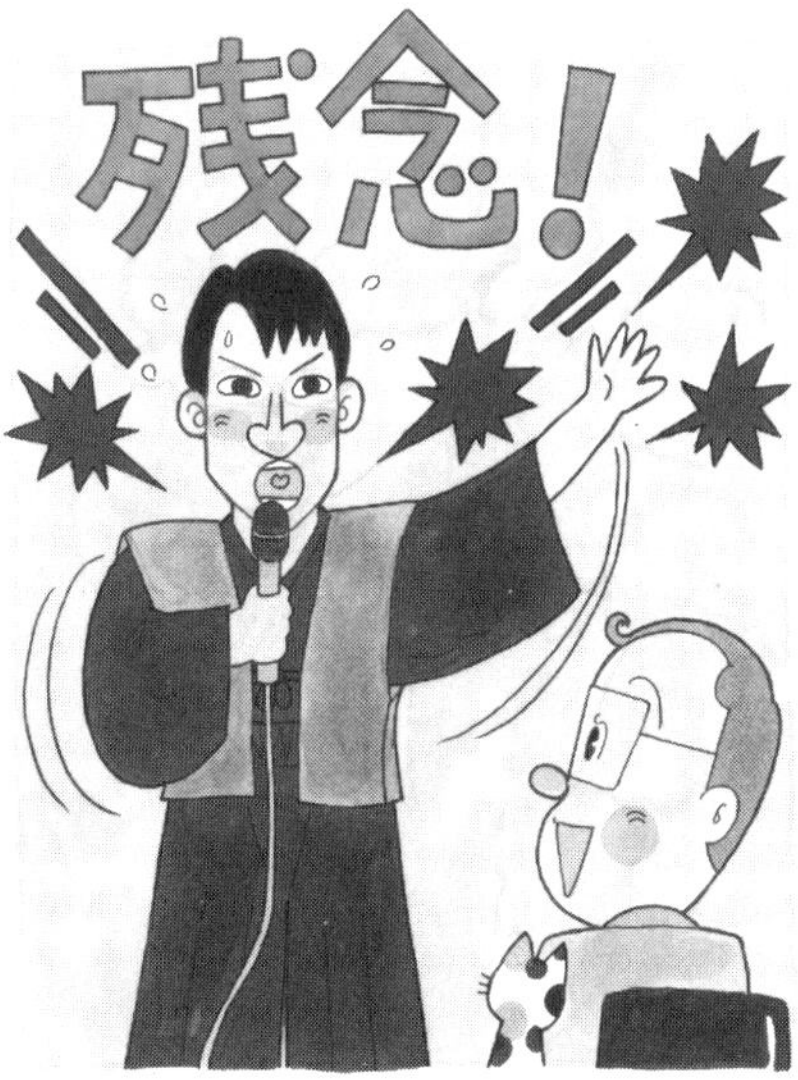

音楽にのって、激しいダンスを踊った。身体に障害があるために上手とはいえなかったが、「一生懸命さ」は伝わってきた。ダンスが終わると会場が拍手に包まれた。上手ではなくても、ありのままの姿が素敵《すてき》だった。
「生きざま」がメッセージだ！　ダイゴ君、きみのメッセージは確かに伝わってきたよ。

カード　受け入れて楽しむ

お見合いパーティーに出かけた。

四十歳の僕は、いまだに独身で彼女はいない。情報誌を見ると、「三十歳以上限定」というパーティーの案内がでていた。出会いの場を求めて、応募することにした。

受付で胸に番号札を付けた。十一番だった。会場の中で僕は「十一番さん」と呼ばれた。

僕が最高齢のようだった。どの男性も、薄毛の僕よりも髪の毛の量が多かった。着飾った女性が十人ほどいた。

自己紹介が終わり、好印象チェックの時間になった。僕は「二番さん」と「九番さん」の番号を紙に書いた。二人とも上品な女性だった。

番号を集計した紙が、参加者全員に配られた。

誰かが僕に好印象を持ってくれただろうか？　紙を見るときに手に汗がにじんできた。

紙は真っ白だった。どの女性も「十一番さん」の僕を書いてくれなかった。結局、カップルにはなれず、夜道を一人で歩いて自宅へ帰った。暗い空に月が薄く出ていた。

数日後、東京の世田谷区のホールへ出かけた。いろいろな「生きづらさ」を克服した方々が、体験発表をするイベントが開催されていた。

ホールへ着くと、五十歳くらいの薬物依存症の男性が話をしていた。

「依存症者が依存物質を切って生きていくには、欲望に流されないことが大切だ。お金も異性も地位も、後からついてくるもので、必要なときに与えられる」

「人生はトランプ・ゲームに似ている。配られるカードを選ぶことはできないけれども、どんなカードでもそれなりにゲームを楽しむことができる。自分には『薬物依存症』というカードが配られたけれども、そのことにより、いろいろなことに気付くことができた」

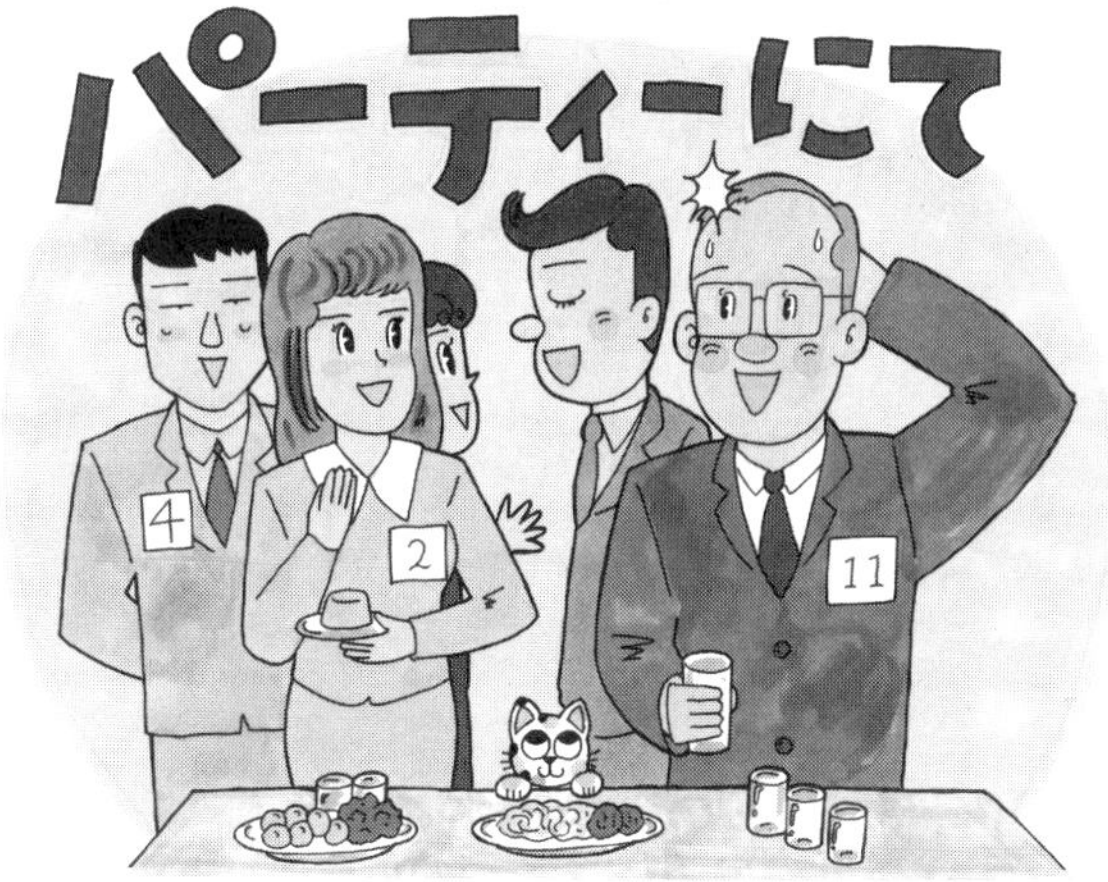

話が心に染みた。僕は救われたような気持ちになった。お金も女性も必要なときに与えられる、そう信じて生きていけばいいんだ！

そうだ！　そうだ！

「薄毛」や「アルコール依存症」は、僕に配られた変えようのないカードだ。このカードで僕はどう人生を楽しんでいくかを考えるべきだ！

そうだ！　そうだ！

イベントが終わりホールから外へ出ると、青い空が出ていた。僕はゆっくりと歩き始めた。

幸せ　僕には仲間がいる

「新潟依存問題研究会」という集まりを作った。

依存症治療の現場の見学や、回復した人たちに会いに行こう、ということが目的だ。活動の第一弾として、県外にある依存症専門病院の見学へ出かけた。

出発する前に僕は感傷的な気持ちになっていた。十年前、この病院に入院していた摂食障害の二十歳くらいの女性に片思いをしていた。依存症者の集会で知り合い、手紙を毎週のように書いて病院へ送った。彼女に会いに病院へ行ったこともあった。今よりは百倍は純情だった僕は、彼女のことを思って、一人きりで部屋で泣いていた。

退院後、数年して結婚した話は、人づてに聞いていた。淡い記憶だ。

朝八時、僕の軽自動車で新潟市を出発した。同行のメンバーは、親子問題からうつ症状になった体験がある金長男君と、自傷体験と薬物乱用体験があるTさんだ。

五時間かけてドライブを楽しんで、県外の病院に着いた。

ケースワーカーの女性が、病院の説明をしてくれた。家族も治療対象とすること、自助グループ活動を中心とした治療プログラムであること、処方薬で依存症状態になっている場合も少なくない、という説明だった。

アルコール依存、薬物依存、摂食障害、性依存、万引盗癖、自傷、ギャンブルなど、依存症

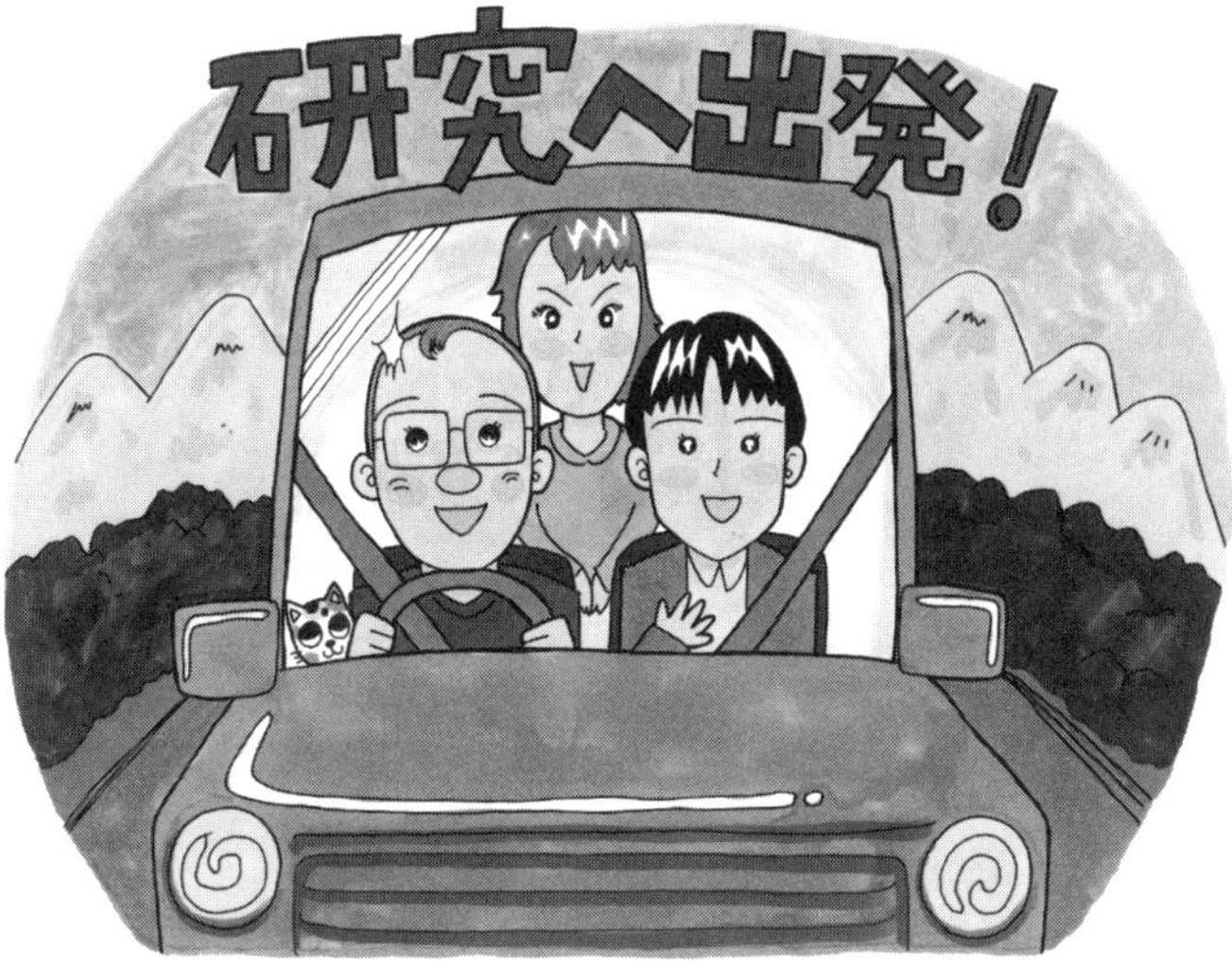

と呼ばれる範囲も広がっているらしい。複数の依存症を持つ若い女性が増えている、という話だった。

病棟の中も見学させてもらった。女性の入院患者が多いようだった。猫の形をしたスリッパをはいて病棟を歩いている彼女の記憶が甦《よみがえ》ってきた。

名前を出してケースワーカーの方に聞いてみた。病院へは今も「回復者メッセージ」としてよく来ていること、結婚してとっても幸福そうだ、ということだった。

「片思いだったんです！　独身の僕はとっても不幸そうです！」と言うと、みんな笑いだした。

夜になり暗くなった空の下、新潟へ帰った。彼女が幸福でよかった、そして多くの仲間に囲まれた僕も、きっと幸福なんだ、そう思った。

バースディー　自助グループ13年

僕の十三歳の誕生日だ。

「ハッピー、バースディー、ディア光司ー！」

電気を消して、暗くなった公民館の一室に歌声が響きわたった。ろうそくの灯《あか》りだけが、かすかに揺らめいていた。

僕は一呼吸置いてから、目の前にあるケーキの十三本のろうそくの火を一気に吹き消した。

五月二十八日、僕の通っているアルコール依存症者の自助グループで、お酒をやめて十三年のお祝いをしてもらった。毎年開いているバースディー・ミーティングと名付けられた集まりだ。八人の仲間が参加していた。

電気がつけられ、寄せ書きの色紙と、「十三年」と刻み込まれたメダルをいただいた。

僕は、仲間の顔を一人一人、じっと見た。「先行く仲間」と呼ばれる、長い間、グループ活動を続けている人たちに感謝した。この人たちがいたからこそ、今の自分がある…。

十三年前の五月、僕は精神科のアルコール依存症病棟を退院した。「お酒をやめて生きていこう」と思っていたが、自分に自信はまったくなかった。意志が弱い人間であることは知っていた。ただ、依存症と意志は関係がないことは、研修の時間に学んでいた。

十三年間にさまざまなことがあった。

お酒をやめる人、再びお酒を飲み始める人、残念ながら亡くなる人、いろいろな人々を見てきた。「先行く仲間」から「サバイバル、生き残りだ」と言われた。ありのままに正直に話すこと、継続して通うこと、それが生き残るために必要なことらしい。

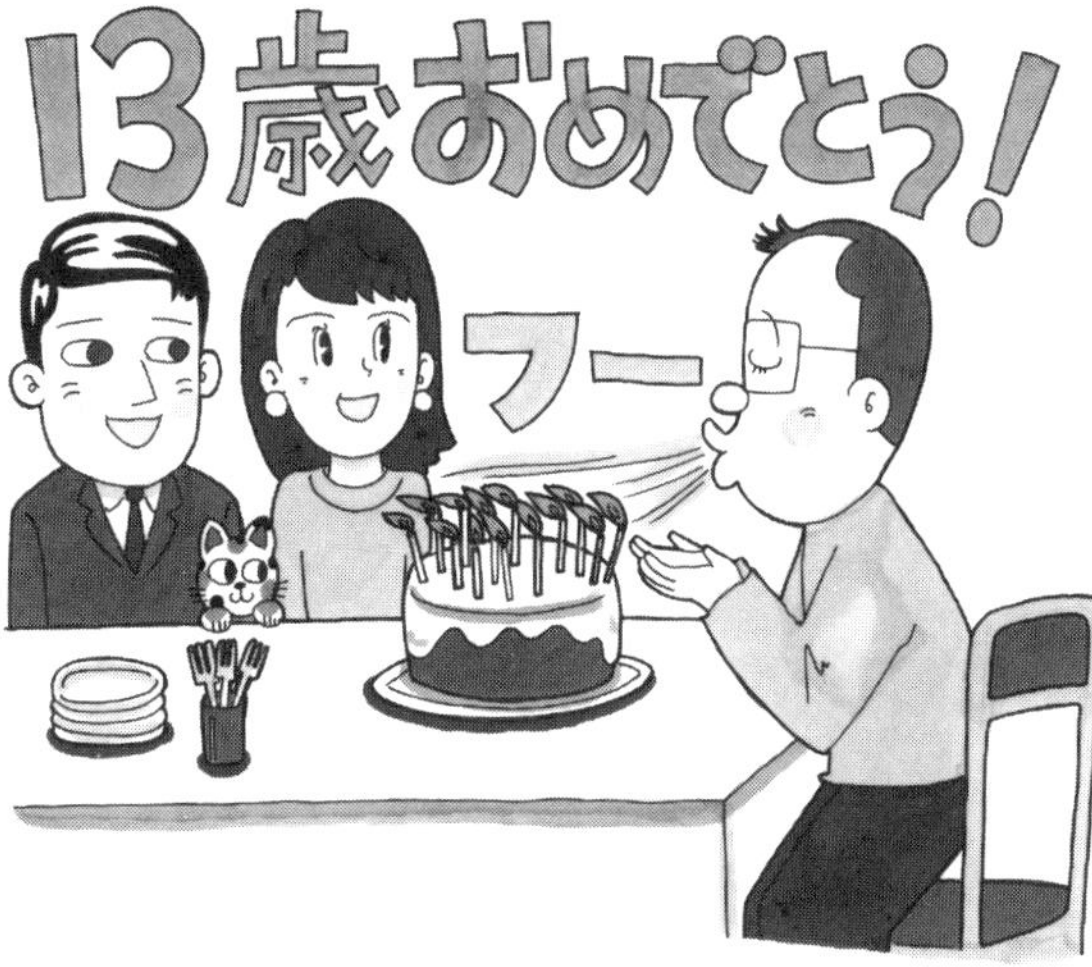

体調が悪いときや、お盆やお正月、世の中の人々が休むときに、再飲酒の可能性が高まる。自助グループに出たくないときほど、出なければいけないのだ。

風邪をひき、三十九度の熱が出て、それでも出席したときに、普段はまったく人を褒めることのない「先行く仲間」が、「三十九度の熱でも、出席できれば本物だ」と言ってくれた。

僕は「生きる力」を自助グループの中で学んできた。配られたケーキを食べながら、また仲間の一人一人の顔を見た。

仲間と共に十四年目の年を歩めることは、とても幸福だ、そう思った。

握手　生きている〝証し〟

握手をした。

六月十二日、今年二回目になる心身障害者イベント「こわれ者の祭典・東京公演」が新宿区歌舞伎町で行われた。

僕は終演後、出口に立ち、見てくださったお客さんの一人一人と握手をした。握った手のぬくもりが伝わってきた。生きている人間の証しだ。

「僕は神経症です」

「私は統合失調症なんです！　イベントすごく良かったです」

大勢の方々から、声をかけていただいた。興奮が伝わってきた。

懐かしい顔の二人に出会えた。

Sさんと十四年ぶりの再会をした。僕が二十代前半のころ、東京に住んでいたときの数少ない友人だ。Sさんは、四十二歳になっていた。僕が東京時代にアルコール依存症になり、「どん底」に落ちたときに支えてくれた。

僕の顔をじっと見て、「光ちゃん、オデコが広くなったね」と言って笑った。久しぶりに握ったSさんの手は、暖かくて厚みがあった。

Hさんとは二年ぶりに会えた。二十二歳の女性で、かつて境界性人格障害と薬物依存症という診断を受けていた。二年前、新潟市で初対面のときに「この人は、死ぬかもしれない」と僕は思った。青ざめた顔色をして頬《ほお》がこけて、視線が定まらず、手首に深い自傷の跡があった。その後、紹介を受けた県外の専門病院に入院して、今は東京で暮らしているという話を聞いていた。

あまりの変貌《へんぼう》ぶりにびっくりした。ふっくらとして、肌が日焼けしていた。笑顔に白い歯が光っていた。握りしめた手に温かい血の流れを感じた。生きていてくれて、本当に良かった！

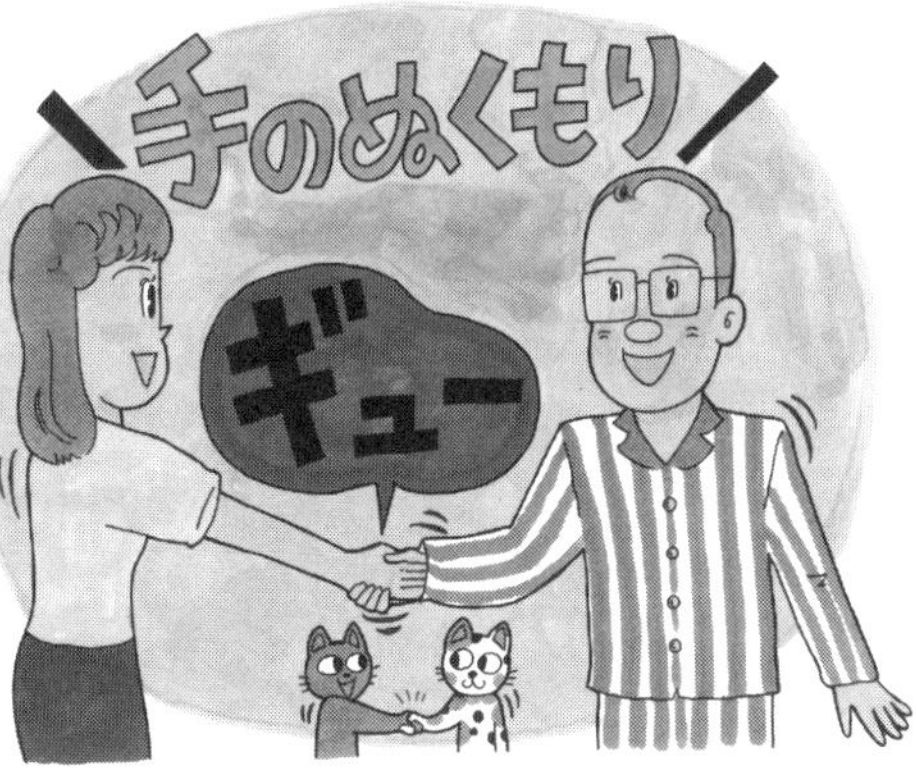

ゲスト出演してくれた摂食障害者の自助グループNABAの共同代表の鶴田桃江さんと、自助グループの流儀にしたがってハグをした。ハグとは軽く抱き合う挨拶のことだ。自助グループの世界に長く生きてきた人の血の流れを体で感じた。僕と同胞の血だ。

そして、NABAのメンバーの皆さんと握手をした。若い女性が多くて嬉《うれ》しくなった。

新潟に帰って、数日が過ぎた。一人一人の握った手のぬくもりを今でも覚えている。またどこかでお会いして握手をしたい、そう思っている。

北海道　不安のままで突入

燃えよ、僕！　不安のままで突入だ！

北海道の新得町へ行った。「空想の森・映画祭」で病気体験の詩の朗読をすることになった。知人が映画祭のスタッフをしていて、その縁で呼んでいただいた。

僕は不安だった。僕のことを知らない北海道の方々が、僕の朗読をどう思うだろうか？　嫌悪感を持たないだろうか？

飛行機に乗り、夕方に北海道へ着いた。雨が降っていた。日が落ちる空の下、レンタカーに乗り新得町へ向かった。

到着すると、スタッフの方に宿泊所の山小屋に案内された。先に到着していた七十歳過ぎと思われる、背中まで髪の毛が伸びた仙人風のおじいさんと二人きりになった。

「なぜ、仙人のおじいさんと二人きりに？」と思ったところ、出演者の大道芸人のギリヤーク尼ヶ崎さんだった。

ギリヤークさんが眠り、僕は雨の音を聞きながら、押しつぶされそうな不安感を抱えていた。

あまり眠れず、朝を迎えた。「行きたくない」そう思った。引きこもりや不登校のころだったら、このまま外に出ることはなかっただろう。不安は消せないから、不安のままで行くしかない。僕はドアを開けた。

映画に関するシンポジウムが終わり、僕の出番となった。舞台に上がると、足が震えてきた。

CDの音楽がホールに鳴り響いた。興奮してきた。僕は思った。

「燃えよ、僕！　不安のままで突入だ！」

思い切り、詩を叫んだ。足の震えが止まった。

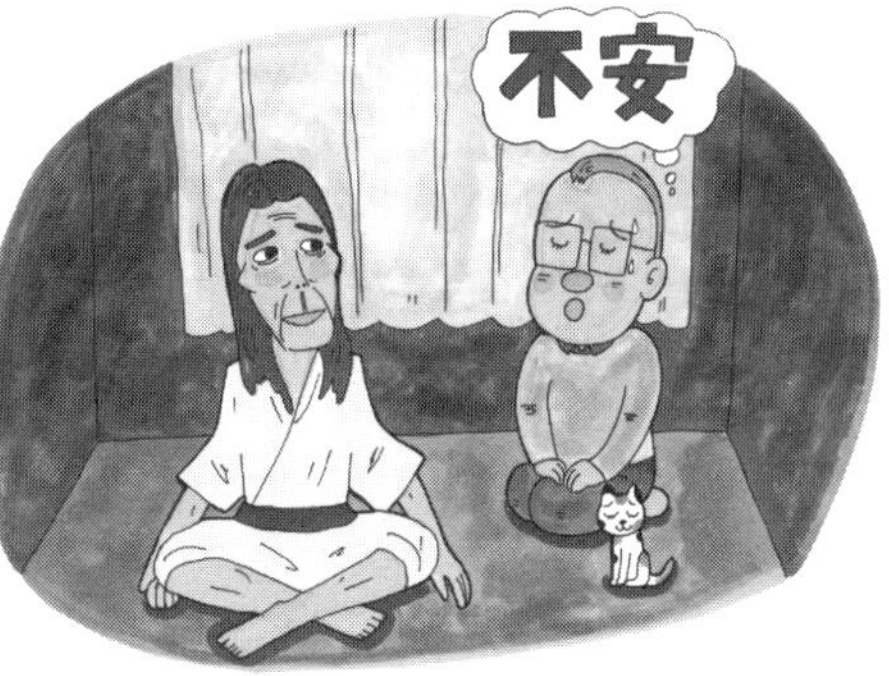

朗読を終えると、拍手が鳴り響いた。僕を呼んでくれたスタッフの方と抱き合った。北海道まで来て良かった！

午後になり、屋外でギリヤークさんの大道芸が行われた。化粧をして真っ赤なじゅばんを着て、雨でぬかるんだ芝生の上で激しく踊った。とても七十歳を過ぎた方とは思えなかった。

「感動しました」と言うと、これから北海道ツアーとのこと。路上で大道芸をしながら、北海道の各地を回る予定らしい。人生はいろいろだ。ギリヤークさんに会えて良かった！

不安は消せないけれども、不安を持ちながら、いろいろな場所に行って、いろいろな人々に会いたい、そう思っている。

コラボレーション　絶望を乗り越えて

絶望があったからこそ、今の希望があるんだ。

八月六日、新潟市民芸術文化会館で、津軽三味線演奏者の小林史佳さんと「絶望を乗り越えた男たちの物語」というイベントを行う。僕は、小林さんの演奏にのせて自作詩の朗読をする予定だ。

小林さんとは二年前にパーティーで初めてお会いした。背が高く彫りの深い顔立ちをしている。時代劇役者のような雰囲気だ。司会者が、新進の三味線演奏者だと紹介した。隣にいた女性が「かっこいいわ！」と言い、僕も一度くらいそう言われたいものだ、と思った。

今年の一月、雑誌を読むと小林さんのインタビューが載っていた。びっくりした。

大企業で働いていたが、仕事に行きづまり「うつ病」になった。何をする気も起きなくなり、「死」を考えた。退社後、三味線演奏者である母の高橋竹育さんの勧めで、子供のころに習っていた三味線を弾いてみた。喜びを感じた。「初代高橋竹山最後の舞台」のビデオを見て、感動のあまり一晩中泣いた。その時にプロの演奏者になることを決意した。

インタビューには、そう書かれてあった。そんな辛《つら》い過去があったとは、想像もできなかった。

それから数日後、僕は小林さんのコンサートに出かけた。一〇〇〇人に近いお客さんが入り、かなり人気があるようだ。

前から二列目の席で演奏を聞いた。三味線の音色が心に響いた。演奏する姿に迫力を感じた。僕は興奮してきた。おでこから汗が出てきた。

コンサート終了後、ロビーでサインをしている小林さんを見かけた。僕は、おでこから汗を出したまま、にじり寄った。

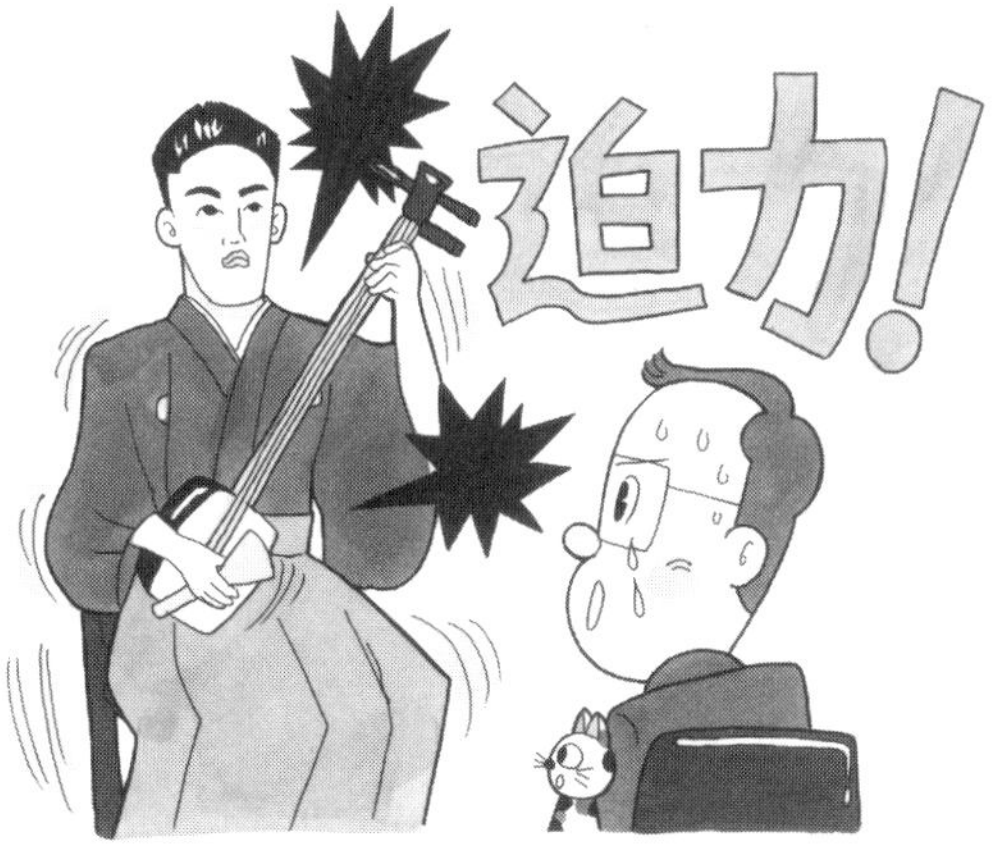

「生きることに苦しんでいる方々へのメッセージ・イベントをやりませんかっ!」

小林さんは僕の顔をまっすぐに見て、こう言ってくださった。

「やりましょう!」

あの日から、僕たちのコラボレーションが始まった。

「うつ病」になったから、三味線演奏者への道が開かれた。アルコール依存症になったから、現在の僕がある。

絶望があったからこそ、今の希望がある。そのことをメッセージとして伝えたい、そう思っている。

我慢　即効性は求めない

答えはすぐには出ないから、ゆっくりゆっくりと進んで行こう。

十五歳から対人恐怖症になり、二十七歳のときに精神科病棟を退院するまで、十二年間生きることに苦しみ続けてきた。

お酒に逃げた。

酔うことは即効性があり、酔っているときだけは、苦しみを忘れることができた。でも、酔いがさめたとき、もっと苦しくなった。

そして、苦しみから逃げることができる一番、即効性のあることは「死」だと思っていた。

最近、インターネットで知り合って、集団自殺をする人たちが増えているらしい。僕が二十代のころに集団自殺に誘われたら、参加したかもしれない。

死ねなかったから、今を生きている。

三十三歳のときに、現在の職場に入った。上司に厳しい方がいて、毎日怒られた。苦しくて仕事を辞めたくなった。転職専門雑誌を熱心に読んだ。

アルコール依存症者の自助グループの先輩に相談したところ、「以前は『酔い』や『自殺』などの即効性のあるところに答えを求めた。でも、結果は何もなかった。あせらず、ゆっくりゆっくりと進み、我慢することをやってみよう」とアドバイスされた。

僕は嫌々、仕事を続けた。心の支えは、四年後にその上司が定年退職になることだけだった。

僕が三十七歳のときに、上司が定年退職を迎えた。僕は嬉《うれ》しくて、踊り出したいような気持ちになった。

四年は長いようで短かった。「辞める」ことは、即効性のある答えだったと思う。でも、我慢を続けることで、忍耐力がつき、人間として成長することができた。

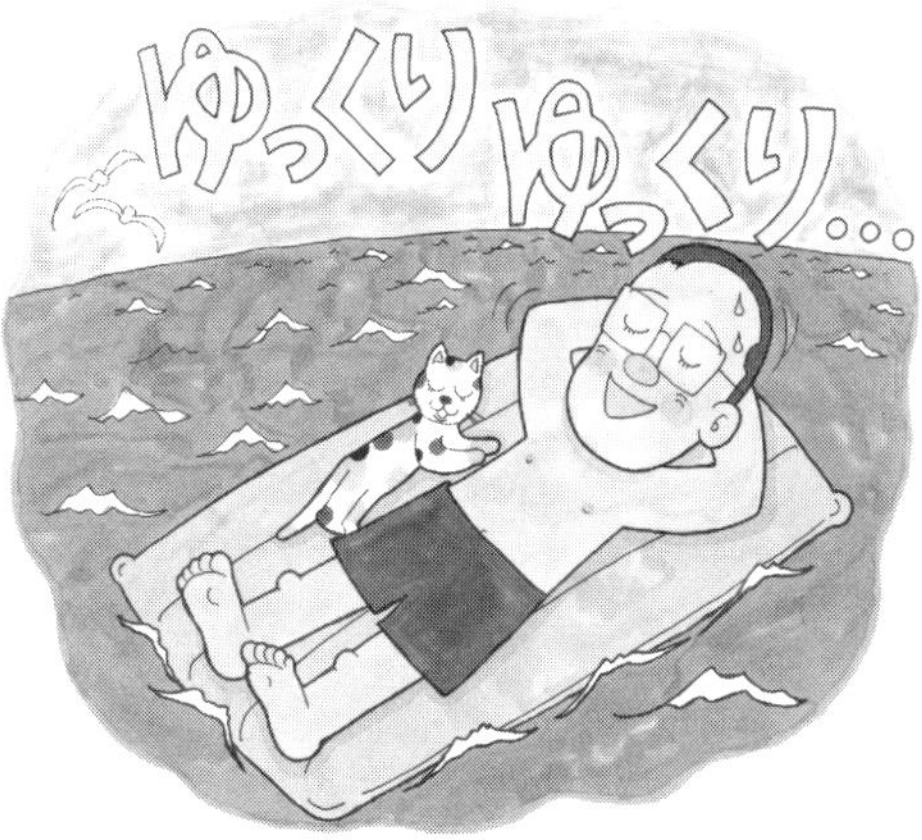

その上司には年賀状を毎年出し続けている。僕にとって最大の恩人だったと、今では感じている。

答えはすぐには出ないから、ゆっくりゆっくり休みながら進んで行こう、そう思うようになった。今でも、苦しみの中で逃げ出したくなることもあるけれども、生きていく価値はきっとあると思っている。

モテない僕にも、いつか素敵《すてき》な彼女ができて、人生バラ色になるかもしれない。

二十年後、六十歳になり、還暦を迎えたころにその夢は実現しそうな予感がする。

コミュニケーション　正直に自分を話す

大学には三日しか行けなかった。

十九歳のとき、埼玉県の大学に入学した。一人暮らしを始めることになった。高校生のときから学校を休む日が多くなっていた。友だちは一人もいなかった。

入学したのだから、変わりたいと思い三日間通ったが、人が怖くなり、行けなくなった。

仕送りを貰《もら》いながら、アパートで二年間の引きこもり生活を送った。

当時、テレビでは大学を舞台とした恋愛ドラマが流行《はや》っていて、孤独な僕は「憎しみ」を持ちながら見ていた。

二年後に退学した。それから、大学という言葉自体に嫌悪感を持つようになった。

二十年が過ぎた。今年になり、新潟県内の大学から講師の依頼をいただき、びっくりした。

講義科目は「コミュニケーション論」。一回限りの講師だ。何でも経験なのでお引き受けをした。

六月十日、自宅から車で一時間かけて大学に着いた。学生の皆さんが語り合いながら歩いていた。

もう一度、大学生活と青春をやり直すことができたら、と思った。でも、四十歳の今が僕の青春だ！　過去を悔やむよりも、今を生きよう。

引きこもり時代に愛用していたパジャマを着て教壇に立った。約八十人の学生の皆さんが、呆気《あっけ》にとられて僕を見ていた。僕が大学で主役になれたようで、嬉《うれ》しくなってきた。九十分間の授業で僕は、なぜ人とコミュニケーションを取れなかったか、なぜ「引きこもり」になったかという話をした。それが一つの「コミュニケーション論」になると思ったからだ。

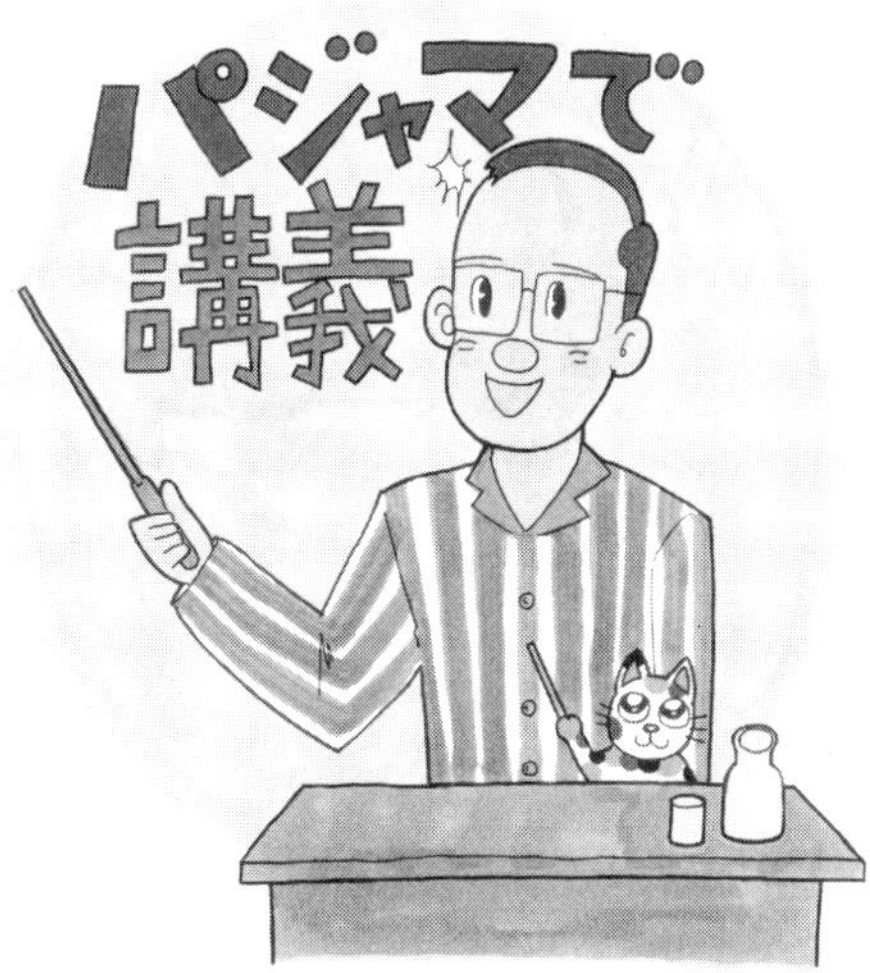

講義の最後に「仲間」という自作の詩の絶叫朗読をした。

「僕と同じ生きにくさを持つ人たち、それは僕の仲間だ！」

朗読を終えると、拍手が起きた。

後日、学生の皆さんからの感想文が届いた。

「私も人が怖くてしょうがない時期があった」「自分の心の傷を見せて凄《すご》い、と感じた」「叫ぶ姿は普通の人よりもかえって強い人と映った」

正直にありのままに話すことが、今の僕のコミュニケーションのやり方だ。講義の日から、大学に対する嫌悪感は消えてきた。学生の皆さん、本当に感謝です。

大切な仲間　一緒に成長したい

「周佐君、一緒に夢をかなえていこうよ！」

周佐則雄君は「こわれ者の祭典」のメンバーだ。生まれつきの脳性マヒにより肢体が不自由で、車椅子《いす》を使っている。新潟市の貸家で一人暮らしをしている。二年間、一緒にイベントの活動を行ってきた。カジュアルな服が似合う、三十歳のおしゃれな青年だ。

ニックネームは「声の魔術師」だ。ローカルFM局でラジオDJをやっていた。市民劇の舞台に上がった。絵本の読み聞かせのボランティアとして、いろいろな場所を回ってきた。小柄な体にバイタリティーを秘めている。

「こわれ者の祭典」のメンバーでイベントに向けての練習をする。練習後、僕の軽自動車に乗り、二人で帰宅する。自宅が近いからだ。

暗くなった空の下、車の中でいろいろな話をする。

周佐君は、ヘルパーの方に「実物の月乃さんは、本当に髪の毛が薄いの？」と聞かれた。「本当に薄いですよ、どんどん薄くなってきましたよ！」と答えたそうだ。

独身の男同士なので、ときには、エッチな話題にもなる。僕は「エッチ・トーク仲間」だと思っている。二人とも、セクシーな女性が大好きだ。

声が可愛《かわい》くて、童顔なので女性に人気がある。ファンに聞いたところ母性本能をくすぐられる、とのこと。

車の中で、周佐君に女性の母性本能に訴えかけるデートの誘い方を教えてもらった。「デートしてー!」と言うだけだが、かなり難しい。

「デートしてー!　デートしてー!」と繰り返し練習していると、僕をじっと見て、「月乃さん、ズボンのチャックが開いていますよ」と言った。

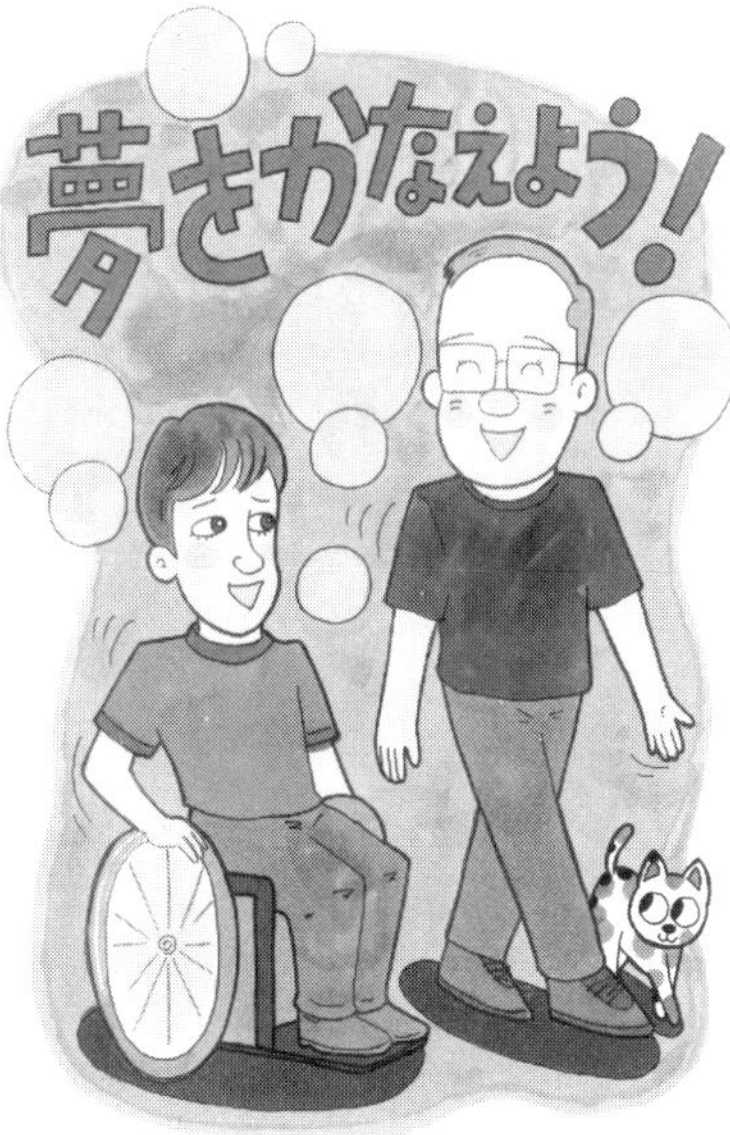

どんなに、可愛い声を出しても、ズボンの前が開きっぱなしではデートは、難しいかもしれない。

周佐君の住む町に着くと、車を降りて街灯の下を二人でしばらく行く。

将来の夢を語り合う。周佐君の夢は「プロのラジオＤＪと俳優」になることだ。僕はきっと、実現すると思っている。

一緒に、夢をかなえていこうよ!

周佐君は僕の大切な「仲間」の一人だ。

名誉会長　「自分探し」に共感

最初は怖かった、でもやさしい人だった。

僕が雨宮処凛さんを知ったのは、五年前に「新しい神様」というドキュメンタリー映画を見た時だ。雨宮さんの愛国ロック・バンドの活動を撮影した映画だ。

激しい演奏にのせて、拡声器で「おまえら、何を考えているのかー！」と絶叫する。ふだん何も考えていない僕は、映画を見ながら怒られているような気持ちになり、少し怖かった。

昨年の十一月、東京で行われた「こわれ者の祭典」の会場で、客席に雨宮さんの姿をお見かけしてビックリした。ご挨拶《あいさつ》をしたのだが、映画の印象が強く「何を考えているのかー！」と突然、怒られるのではないか、と思いビクビクしていた。

後日、ホームページを見ると、「こわれ者」について書いてくださっていた。

「いいパワーとエネルギーを貰《もら》いました。そのキーワードからは想像もできないような清々《すがすが》しさで、なおかつ笑えました。感動しました」

とても嬉《うれ》しかった。

雨宮さんは現在、作家として活動している。興味を持ち、本を読んだ。

涙が出た。

「生き地獄天国」という自伝に感動した。小学生の時に「いじめられ体験」があり、高校生の

本当はやさしい人…

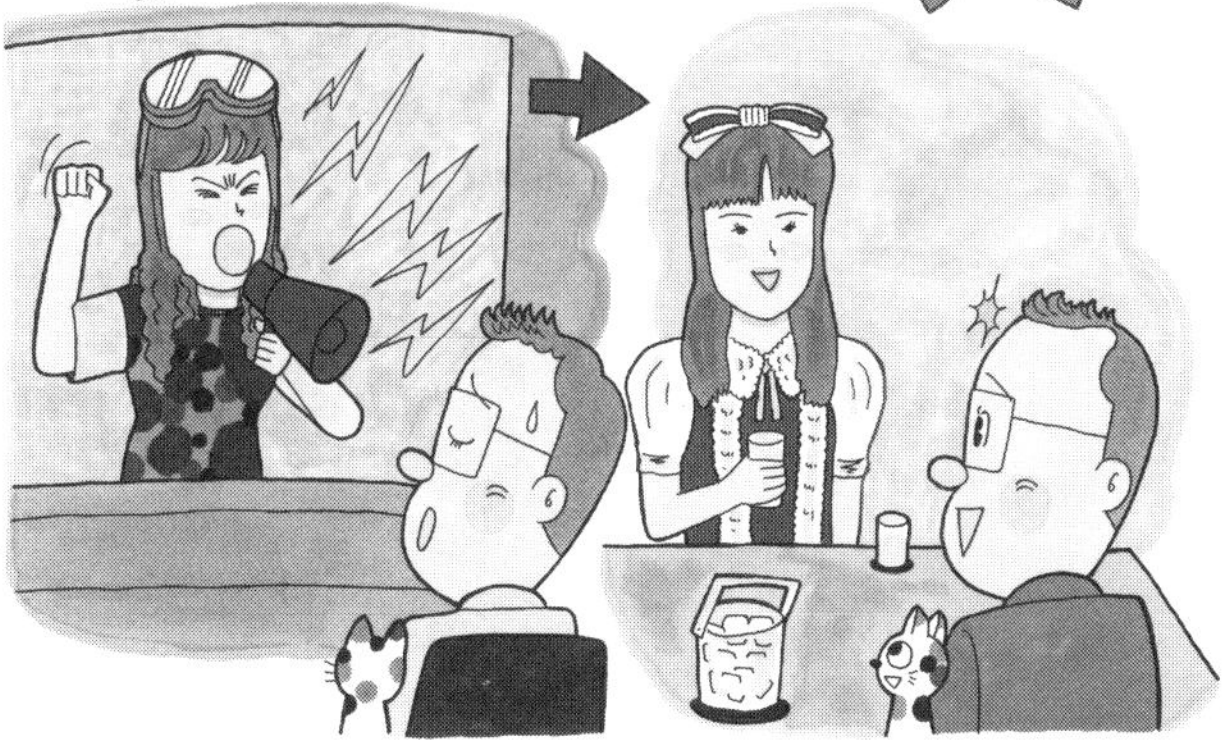

ときに不登校、リストカットや多量服薬により胃洗浄の経験もあった。僕と同じだ！　と思った。「生きづらさ」を抱えながら、表現活動の中で「自分探し」をしていく過程に共感を覚えた。

今年の二月、東京で行われたイベントにゲストとしてお招きした。そして、「こわれ者の祭典」の名誉会長になっていただいた。

イベント後、打ち上げ会場で語り合った。笑顔がチャーミングな女性だ。まったく怖くなく、やさしい人だった。僕はホッとした。

同じ「生きづらさ」を持っていた人は僕の仲間だ。僕は新しい仲間に出会えた喜びに胸がいっぱいになった。

怨念 朗読で思い晴らす

「引きこもり」だった僕たちの怨念《おんねん》を今晴らすんだ。

九月四日、東京の上野水上野外音楽堂でウエノ・ポエトリカン・ジャムが行われた。国内では最大級の自作詩の朗読イベントだ。

僕は実行委員長の馬野幹《みき》君の推薦を受けて出演した。

幹君は三十一歳の男性だ。二年前にインターネットの交流掲示板に自作詩の書き込みを繰り返していた。その頃《ころ》、幹君は無職で「引きこもり」だった。

現状に満足できず、掲示板の書き込み仲間に「オマエら外でやろうぜ」と呼びかけた。

安く借りられるライブハウスを見つけて朗読イベント「はみだしっ子たちの朗読会」を始めた。

当時、僕は交流掲示板に「こわれ者の祭典」の書き込みをしていた。それを見た幹君は同じ匂《にお》いを感じたのか、僕に朗読会への出演依頼の書き込みをしてくれた。

蜘蛛《くも》の糸のようにインターネットで、かすかにつながった一本の線。後は一歩踏み出す行動ができるかどうかだけだ。

僕は、昨年の三月に東京の高円寺で行われた「はみだしっ子たちの朗読会」に出演した。

「引きこもりだった頃《ころ》は、何もできなくて辛かったですね…」

初めて会った幹君は、そう言って笑った。

今年の二月、東京で行われた「こわれ者の祭典」にゲスト出演してくれた。朗読する姿はエネルギーに満ちあふれていた。東京の朗読イベントで頭角を現してきて、ウエノ・ポエトリカン・ジャムの実行委員長になった。

九月四日午後七時、野外音楽堂に着くと、日に焼けた幹君が近づいて来た。

「月乃さん、一発派手なのぶちかましてください」

そう言って笑った。いつもの笑顔だ。

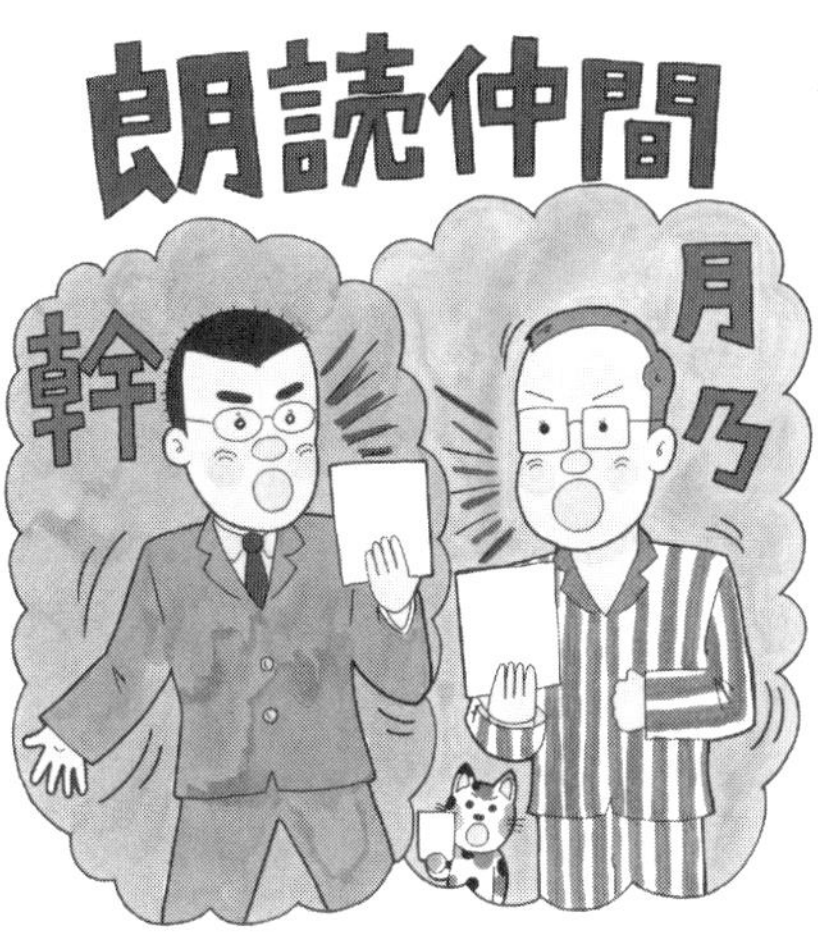

僕たちのエネルギー源は何もできなかった過去の自分への怨念だ。

僕の出番がきて、野外音楽堂の舞台に立った。一五〇〇人近いお客さんが、僕を見ている。詩を読んだ。

「血と汗と涙と鼻水とよだれを流しながら、生き抜いていこう仲間!」

僕の声が夜空に響きわたった。

幹君、失った青春を今から取り戻していこうぜ。

大黒柱　猫が家族を癒やす

猫のミケはわが家の大黒柱だ。

ミケという名前のメス猫を飼っている。今年、二十三歳になった。人間の年齢にすれば百歳に近いのかもしれない。

寝ている時間が長い。起きているときは「ミョー、ミョー」と、しわがれた鳴き声を出しながらヨボヨボと歩いている。

僕は父母と三人暮らしをしている。家族同士で話すことも少なく、沈黙の時間が長い。

そんな沈黙の中で、ミケが「ミョー、ミョー」と鳴き出すと、家族全員の顔がパッと輝き出す。

「ミケちゃん、なにミョー、ミョー鳴いてるの?」と、七十八歳になる母が文字どおり「猫なで声」で話しかける。

「ミケちゃん、どうちたの? おなかへったの?」と、七十六歳になる父がニッコリと笑う。

来年、四十一歳になる僕はミケが「ミョー」と鳴くたびに「はーい!」と相づちを入れる。

「ミョー」

「はーい!」

「ミョー」

「はーい!」

寝ていた猫が起きて、鳴き出しただけなのだが家中が大騒ぎだ。

老人夫婦と中年子供の癒やしの時間を、ミケがつくってくれる。

ミケは僕が十七歳の時に貰《もら》われてきた。それから二十三年の間に、いろいろなことがあった。

十五年前、家の中を嵐が吹き荒れた。僕がアルコール依存症になり暴れた。家の壁を蹴《け》り穴を開けた。精神科病棟に入退院を繰り返した。母も不眠になり精神科に通院した。

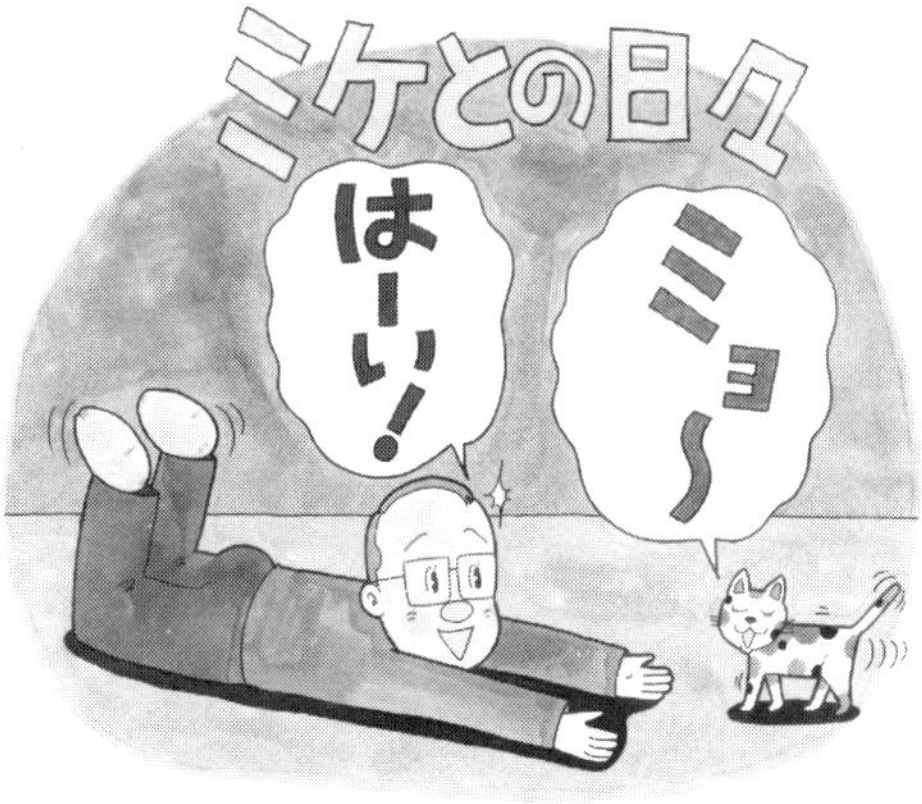

入院中の僕の面会に来た父と母が見せた涙を、今でもよく覚えている。

ミケはそんな家族とともに生きてきた。

嵐はおさまり、僕は病気から立ち直った。「時間が解決する」。そんなありふれた言葉が、心に強く残っている。

老齢のミケと過ごせる日々は、残り少ないのかもしれない。毎朝、生きて鳴いているミケの姿を見るとホッとする。

その姿は、父と母そして、この世で生きている人たちすべての姿と重なって見える時がある。人生という限られた時間の中で、共に過ごせる日々を大切にしたい。

僕の家族はミケに癒やされて、支えられている。ミケはわが家の大黒柱だ、そう思っている。

痛みの中へ　本当の姿に気付く

毎日、いろいろなストレスで心が痛い日々だ。逃げ出せるのなら逃げ出したい気持ちだ。

小学校三年生の時まで、新潟市の有明大橋町の借家に家族で住んでいた。親が新居を建て、現在の住所に引っ越した。昔を懐かしく思い、三十年ぶりに有明大橋町を訪れた。日常に疲れていた。

新しい家が立ち並んで、町全体の印象がすっかり変わっていた。

「僕の住んでいた家も、もうないかも…」

そう思いながら、曲がりくねった細い路地を進んでいくと、懐かしい家の姿が、突然現れてびっくりした。

現在は人が住んでいないようで、庭に背の高い雑草が生えしげり、窓から見える障子紙は破れていた。障子の穴から僕が住んでいた部屋が見えた。畳に穴が開いている。

現在と過去が交差する不思議な感覚だった。

通っていた小学校にも行ってみた。学校の許可をもらい校庭に入った。すべり台に上がり、すべった。

「ひゃー！」

怖くて声が出た。叫びながらすべり台をすべる四十歳中年は、かなり怪しかったかもしれない。

グランドで転び膝《ひざ》小僧を擦りむいた時、のぼり棒から落ちて足の骨にひびが入った時、同級生からいじめられた時、小学生の時のいろいろな痛みの記憶を思い出した。

子どもの頃《ころ》は、現実の痛みの中で生きていた、と感じた。

十五歳から対人恐怖症と不登校になり現実感を失った。長期の引きこもり、アルコールと薬物乱用による酔った世界、僕は現実へ壁をつくり、痛みを感じないように自分を守っていたのだと思う。

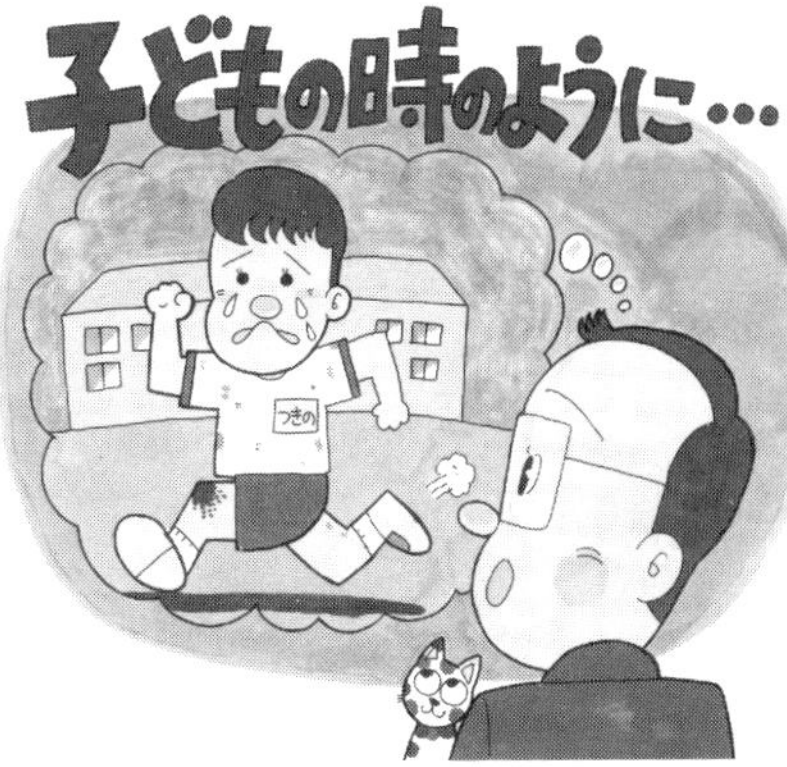

小学校を後にして、帰りの車の中で僕は、アルコール依存症の自助グループの先輩に言われた言葉を思い出していた。

「お酒を飲まないで生きることは心が痛むことなんです。自分自身の本当の姿に気付いていくことは、痛みの中に自分を置いていくことです」

痛みのない世界に逃げるのではなく、痛みの中に僕を置いていくこと、それがきっと本当の幸福への道だ、と思った。

「小学生の僕」の記憶が、僕を勇気づけてくれた。「小学生の僕」、どうもありがとう。君のように生きるよ！

自立の時期　必ず来るその瞬間

「甘ったれていないで働け！」と思ってしまった。

ニートの人や引きこもり経験者が語り合う「しゃべり場」があり、興味を持ち出かけた。最初にニート、引きこもり経験者、転職を繰り返した人が体験談を話した。それから会場に集まった人々を交えての話し合いとなった。

仕事をしないで学校にも行かず、職業訓練もしていない人々のことを最近はニートと呼ぶらしい。

現在、ニートだという二十七歳の男性が「なぜ働かなくてはいけないのか分からない」という話をした。僕は話を聞きながら「甘ったれていないで働け！」と思ってしまった。

よく考えてみると、僕の思い上がりが恥ずかしくなった。その言葉はかつて僕が言われた言葉だからだ。

僕は二十四歳から二十七歳までニートだった。働く気力がなかった。家の部屋で寝てばかりいて、親が「甘えていないで、なんとかしなさいっ！」と、怒った。

「僕の人生はもう終わりましたから…」と答えた。毎日ご飯を食べたり、お酒を飲んだりして「人生はもう終わりました…」もないのだが、その頃《ころ》は人生をすっかりあきらめていたのだ。

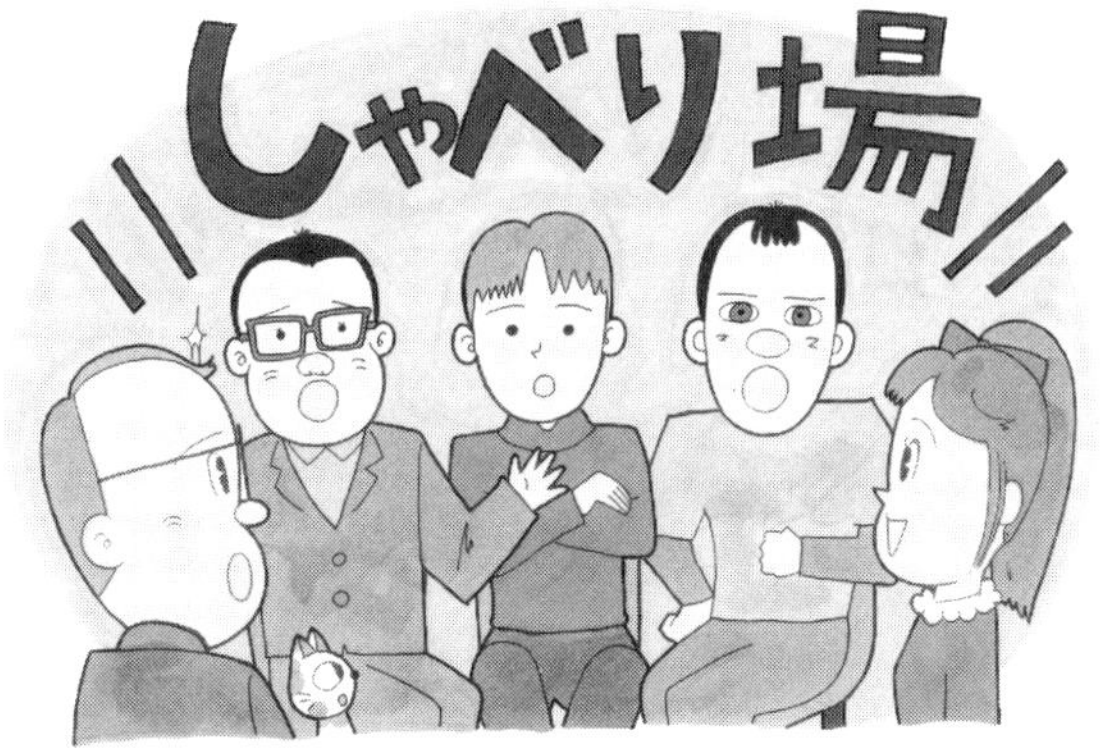

二十七歳の時、精神科病棟の退院をきっかけにアルバイトを始めた。最初は時給六百円だった。次の仕事は日給五千円だった。

僕自身で食べられるようになった時は二十九歳になっていた。三十歳近くまで親のすねかじりだったのだ。ただ、そのことを恥ずかしいことだとは思っていない。人にはそれぞれの自立の時期があると思うからだ。

「しゃべり場」で話したニートの男性にも、きっとふさわしい時期に自立する瞬間が訪れるのだろう。あせらないことが大切だ。

「なぜ働かなくてはいけないのか」、僕にも分からない。

ただ、二十九歳の時に勤め始めた会社から、生まれて初めて僕の健康保険証を貰《もら》った時の嬉《うれ》しさを忘れることはできない。それまでは親の扶養家族としての保険証だった。

保険証に書かれた僕の名前を何度も読み返した。こういうことがきっと生きる喜びなんだな、そう思った。

共感　生きづらさ大勢に

十一月二十四日、数万の人々が僕たちを見てくれた。

二〇〇二（平成十四）年五月下旬、僕と木林おず君は万代橋の下で二人きりでいた。午後八時、ネオンの輝きが川面に映り揺れていた。月が暗い空に浮かんでいた。橋の上を車が通るたびに、きしんだ音が聞こえた。

夜空に浮かんだ月だけしか、僕たちを見てはいなかった。

当時、三十七歳の僕と二十七歳の木林君は、初めて行われる病気体験イベント「こわれ者の祭典」の練習をしていた。イベントの開催を数日後に控えていた。

練習場を借りるあてもお金もなくて、練習の場所として橋の下を選んだ。

僕はアルコール依存症、木林君は強迫神経症により、かつて苦しんだ経験があった。お互いに社会に対する劣等感を持っていた。生きることが苦手という部分で結びついた友達同士で計画したのが、「こわれ者の祭典」だった。

「今、生きることに苦しんでいる方々へ、病気を克服した体験談とパフォーマンスで共感のメッセージを送ろう」という内容だ。

二人は不安を抱えていた。「お客さんが来るのだろうか？　僕たちの思いが誰かに届くのだろうか？」

練習を繰り返すことで、二人は不安を消そうとしていた。

「現実の世界で傷つきながら歩いていこう。みっともなくぶざまに、ありのままの姿で生きていこう」

僕の声と木林君の弾くギターの音色が川面に響いた。

イベントは成功して、協力者と共に、その後三十回以上も開催することになった。

「感動しました」「涙が出ました」「初めて居場所が見つかった」と反響を呼び、今年は横浜と東京で公演を行った。

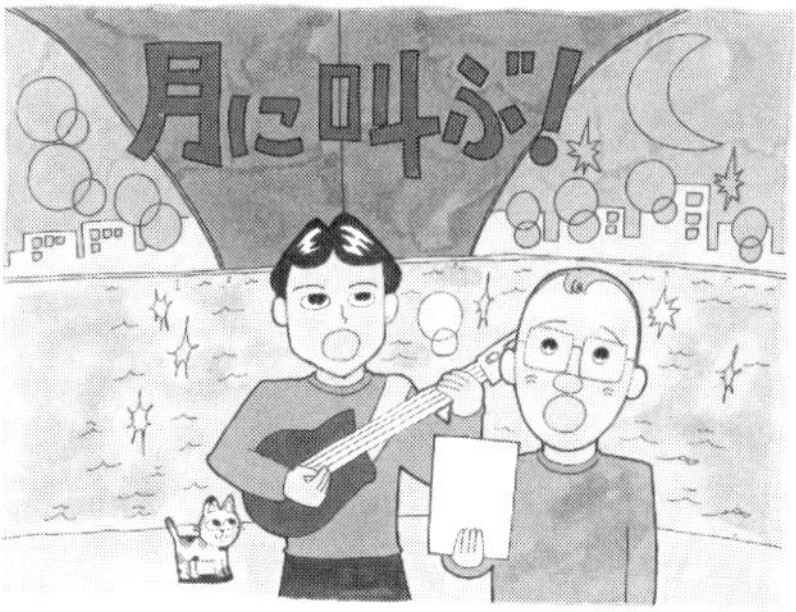

十一月二十四日、フジテレビ「スーパーニュース」で「こわれ者の詩」という特集が組まれた。関東地区だけの放送だったが、おそらく数万の人々が見てくれたと思う。

県外から共感の電話とメールをたくさん貰《もら》った。嬉《うれ》しかった。

「生きづらさ」を持つ仲間が大勢いるんだ!

来年も初頭に東京と横須賀で公演を行う予定だ。

三年前、夜空に浮かんだ月だけしか、僕たちを見てはいなかった。

大勢の人々に見て貰える今はとても幸福だ、と思っている。

人生誰でも主人公　映画に出演

映画に出演した。

「私は落ち、陽は赤黒く」という題名の自主制作映画。東京在住の松本卓也君という二十九歳の青年の作品だ。イベントで僕の絶叫朗読を見て、出演を依頼してくれた。

今年の八月、粟島で撮影が行われた。新潟市から車で岩船港に行き、フェリーに乗り粟島の内浦港に着いた。粟島へ行ったのは初めてだ。

空が青かった。海が青かった。視界の大部分を青色がしめていた。

船から下りると、監督の松本君が待っていた。

「お出迎えとはありがたいな」と思っていると、ニッコリと笑いながら、なんだか「毛むくじゃら」なものを手渡してきた。

よく見てみると、それはカツラだった。かぶってみると十歳くらい若返ったような気持ちになった。このままの姿で「お見合いパーティー」に出席したい、と思った。

僕が演じるのは「ウーさん」という男性の役で、インターネットで「粟島で自殺します」というメッセージを受け取り、止めに来た熱血漢だ。

会ったことのない自殺志願者を探して、島を駆け回り、岸壁にいる人を見つけるたびに「死んだらダメだっ！」と叫ぶ。全員人違いなのだが、まっすぐな熱意が人の心を動かしていく。

カツラが吹き飛ぶ場面もある。

島内を車で移動しながら撮影をした。ケン坊というニックネームの三十歳の男性が、車の運転スタッフだった。引きこもり体験があり、現在はニートだという。車の中で僕はずっとケン坊と話をしていた。

「人が怖くて話せない」、以前の僕と同じ心を持っていた。

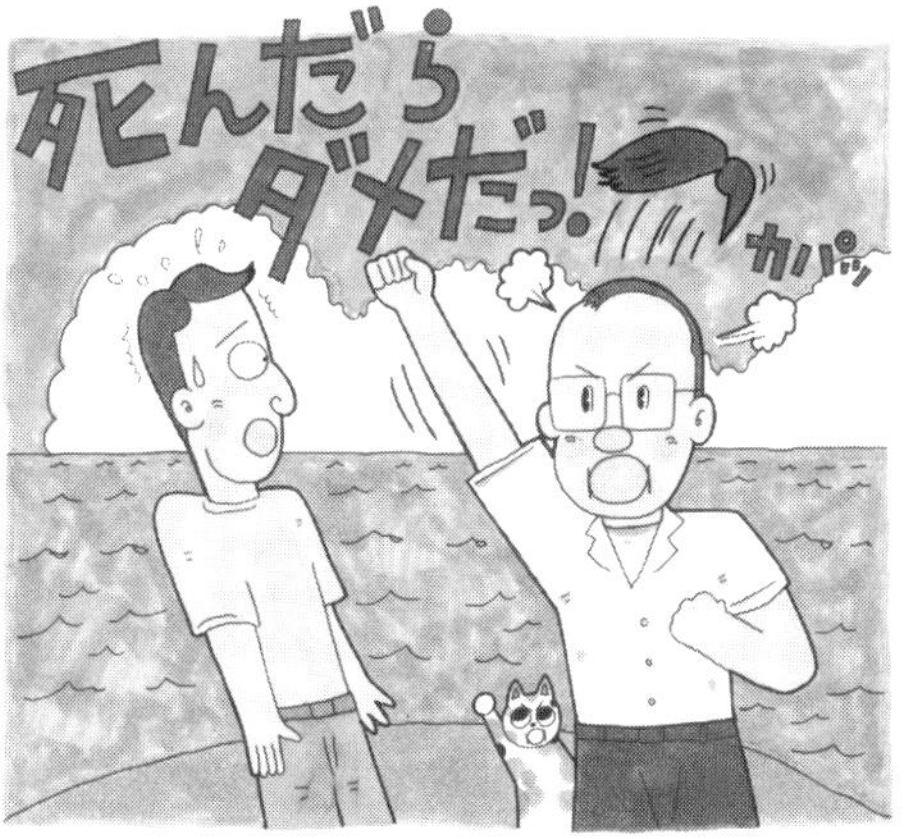

「月乃さんは、僕と同じオーラが出ているから話しやすいです」とケン坊は笑って言った。

「最近は映画の手伝いをして、仲間ができて気持ちが明るくなりました」と語り、僕は嬉《うれ》しかった。

三日間の撮影が終わり、再びフェリーに乗り岩船港まで帰った。まだ粟島での撮影を残している映画スタッフの人たちが、全員で見送ってくれた。

汽笛を鳴らしながらフェリーは港を離れていく。ケン坊が手を振っている姿が、だんだん小さくなっていく。

まるで映画みたいだ。

ケン坊も僕も誰でも「自分の人生」という映画の主人公だ、僕はそう思った。

生き残り　酒断ち自分に勝利

福島県の三春町で行われたアルコール依存症の自助グループの「年越しミーティング」に参加した。

アルコール依存症の僕は「お酒を飲まない生き方」を目指す自助グループに所属している。自助グループとは、患者同士で支え合う集まりのことだ。

十二月三十一日、新潟市から仲間の運転する車で向かった。僕を含めた四十代が三人、五十代が一人、全員がアルコール依存症の男性だ。

磐越自動車道を気持ちのいいスピードで車は走っていく。めずらしい冬の快晴だった。空が青く、降り積もった雪も日の光を浴びて輝いていた。

入院していた時のことを語り合った。全員、精神科病棟に入院歴がある。僕は鉄格子で閉ざされた保護室のことを思い出していた。

三時間のドライブの後、三春町に着いた。

会場には三十人くらいの人々がいた。二十代の女性から七十代の男性まで全員がアルコール依存症者だ。埼玉、群馬、東京と多方面から来ていた。

ビンゴ・ゲームをした。歓声が上がった。皆、笑顔になった。

僕は笑顔を見ていた。アルコール依存症の回復率は三割くらいといわれていて、平均寿命も約五十歳と短い。笑顔でいられる人々は少数派で、ある意味「生き残り」とも言える人々なのかもしれない。

新しい年を迎えた瞬間、皆でハグをした。ハグとは抱き合う挨拶《あいさつ》のことだ。体の温《ぬく》もりに生きている実感を感じた。

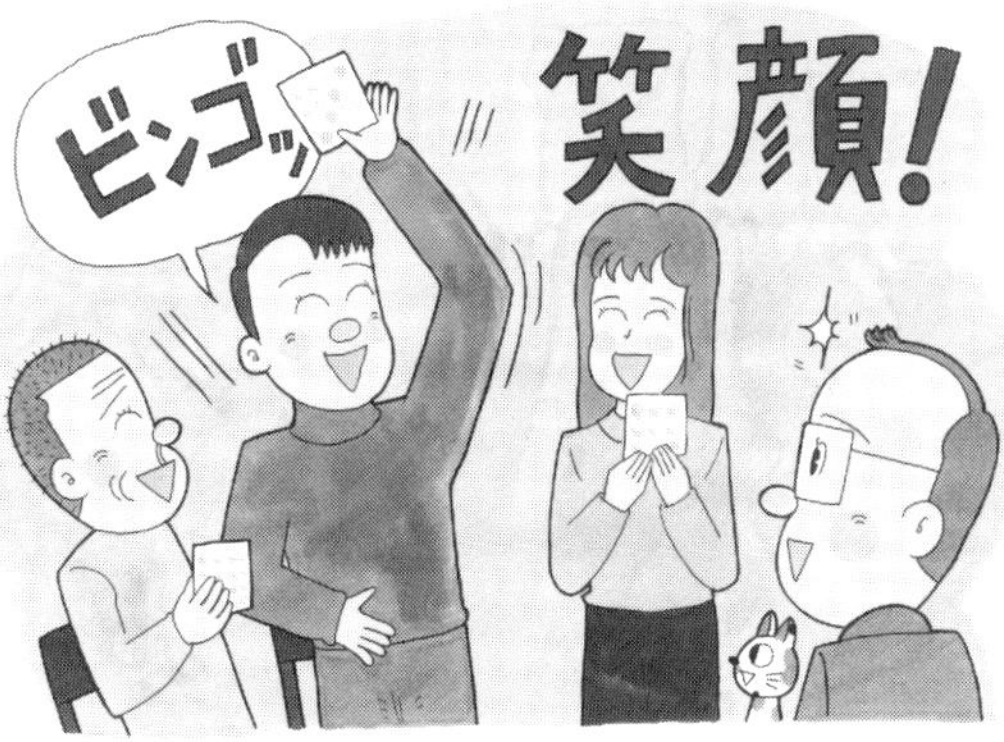

一月一日、再び車に乗り新潟市へ帰った。

快晴が続いていた。空が青く、雪が輝いていた。

僕は思った。「その日一日」を、生き残った僕への贈り物と思い大切にしたい。どんなに傷つくことがあっても、アルコール依存症の僕は、「その日一日」をお酒を飲まずに過ごせたら「勝利」であること。

人生に「勝ち組」も「負け組」もない。どんな人でもその人なりの小さな目標があって、それを達成できたらその人にとっての「勝利」であること。

僕は僕の「勝利」を見つけることができた。

僕はアルコール依存症になって良かった、と思っている。

夜回り先生　「生きづらさ」表現

僕は「夜回り先生」のことを「仲間」だ、と思った。

昨年の八月、新潟市の市民プラザで行われた「夜回り先生」こと水谷修さんの講演会に出かけた。元定時制高校の先生で、深夜に繁華街の「夜回り」をして青少年の非行防止に努め、薬物乱用やリストカットなどの「生きづらさ」を持つ若者からのメールや電話での相談にものっている。

テレビのドキュメンタリー番組やベストセラーになった本などで、カリスマ的な人気がある。

「いいんだよ」という言葉がキャッチフレーズで、あなたはあなた自身でいいんだよ、というメッセージを送っている。

僕は本を読んで、「アルコール依存症でもいいんだよ、ハゲでもいいんだよ、見た目を気にしなくてもいいんだよ」というメッセージをもらった気持ちになり心の支えにしていた。

憧《あこが》れの人に会おう、と市民プラザに出かけた。会場は満員で「夜回り先生」の人気を物語っていた。

壇上に上がった水谷さんの視線はまっすぐだった。ヒゲをはやしてスーツを着こなした細身の紳士だ。

水谷さん自身が不登校やリストカット体験がある。生命にかかわるような体の病気を抱えている。いろいろな「生きづらさ」を持った人だ。

シンナー依存症で亡くなった少年の話など実体験に基づく話は迫力があった。会場はすすり泣く声でいっぱいになった。

話を聞きながら、僕は水谷さんは「夜回り先生」という姿で自分の夢をかなえたのだな、と思った。

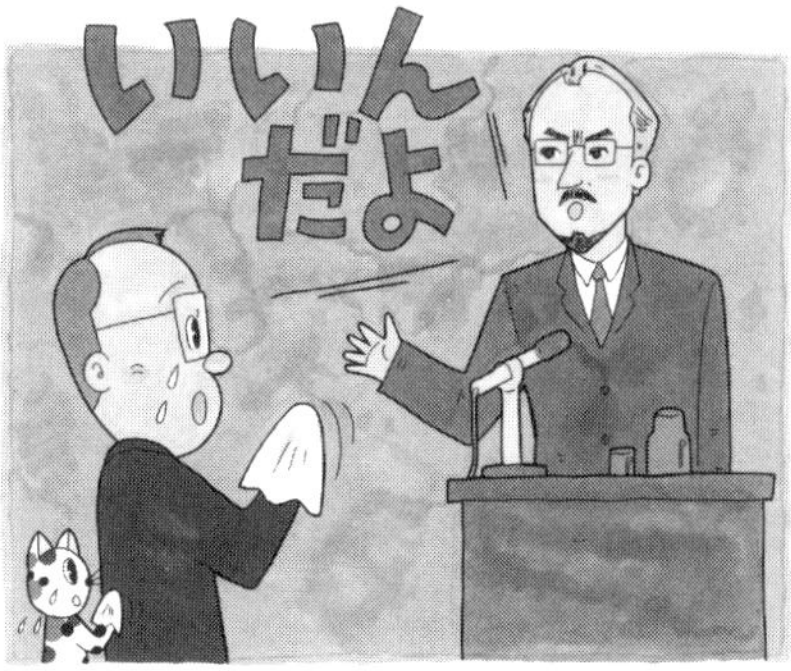

不眠不休の中で、講演活動や繁華街の夜回り、そして電話やメール相談を続ける姿は「人を救うこと」への依存状態とも僕の目には映った。

でも、このことは決して否定的な意味ではなく、僕の目標の姿でもある。何かに依存しないと生きていけないのなら、アルコールや薬物ではなくて「人のために役立つこと」に依存したい。

一時間半の講演会は、僕が最近見たライブの中で最高の作品だった。観客を笑わせて泣かせて感動させる内容だ。

「生きづらさ」を持つ人は僕の仲間だ。そして「夜回り先生」は、その「生きづらさ」をメッセージに変えたすごい表現者だ、僕はそう感じた。

仲間に会いに行く　生きる苦しみ

僕は今でも「生きる苦しみ」を持っている。仕事、人間関係などうまくできないことが多く、落ち込むこともある。

一月二十二日、埼玉県比企郡嵐山町で行われた過食症・拒食症者の自助グループの相互研修会へ出かけた。過食・拒食は依存症の一つとされている。アルコール依存症の僕は、体験発表を依頼された。

会場へ着くと一〇〇人近く集まった人々の顔に僕と同じ「生きる苦しみ」を感じた。体験発表の後に話し合った。仕事、家族、恋愛、皆さんがそれぞれの「苦しみ」を抱えていた。

一月二十九日、東京都新宿区のイベントスペースで心身障害者の体験発表イベント「こわれ者の祭典」を行った。僕は「アルコール依存症・引きこもり自慢」として出演した。二〇〇人近いお客さんが集まり熱気にあふれた。そして、やはり客席の皆さんの姿に僕と同じ「生きる苦しみ」を感じた。

「月乃さん、はじめまして…」

休憩時間に話しかけてくださる方がいた。作家の田口ランディさんだったのでびっくりした。お父さんがアルコール依存症者であること、お兄さんが「引きこもり」だったこと、家族の中で「苦しみ」を感じたこと、そんなことを話してくれた。

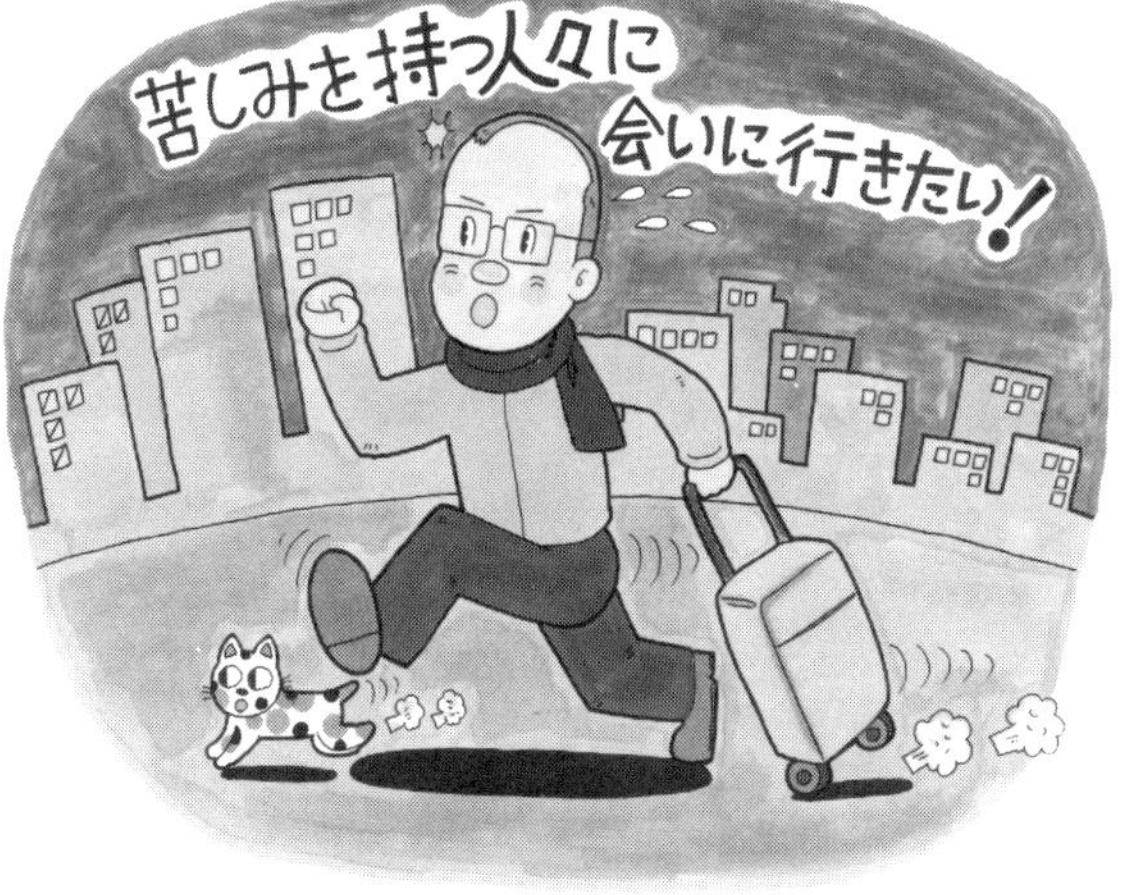

今月四日、東京都世田谷区の小劇場で、初めての「月乃光司ライブ」を行った。三十人くらいのお客さんに病気体験の詩の朗読を聞いてもらった。ライブ後の交流会に二十二人の皆さんが参加してくれた。

「退院後、バイトを始めるのに不安があったんですが、今日のライブに背中を押してもらったような気持ちです」「死を考えたことがあるけど、生きていきたいです」

　皆さんが語る言葉に、「苦しみ」を持ちながらも、生きていこうという気持ちを感じて嬉《うれ》しくなった。

　この二週間、いろいろな場所でいろいろな「苦しみ」を持つ人々に出会った。僕だけが苦しんでいるのではない、そのことに勇気づけられた。

　これからも、遠くに出かけてでも「生きる苦しみ」を持つ人々に会いに行きたい。一人では「苦しみ」に負けてしまう。でも、苦しみながらも生きていこうとする人々の流れの中にいれば、僕も生き抜いていける、そう思うからだ。

ブログ　それぞれにドラマ

僕たちはブログで支え合っている。

ブログはインターネット上に公開される日記のことで、手軽に書けて多くの人々に読んでもらえる。

僕はブログを書いている。僕の仲間も書いている人が多い。

おたがいにブログを読んでいるので近況を知っていて、実際に会ったときに話がしやすい。

夜、寝る前にパソコンに向かって日記を書き、仲間の日記を読む。十人くらいの日記を毎日読んでいる。

短い時間だが、人とのつながりを感じて心が癒やされる。

僕の仲間は、心の問題や身体に障害のある人々が多い。問題や障害を持ちながら、その人なりにどう一日を生き抜いてきたかに興味がある。皆、生きることはヘタだが一生懸命に生きている。

職場での上司とのいさかい、家族の中での葛藤《かっとう》、いろいろなことが書かれてある。

ブログを読んで、笑ったり、ハラハラしたり、うなずいたりしている。時には涙ぐむこともある。

一人一人の人生にはそれぞれのドラマがある。大河ドラマを続けて見るように仲間のブログを読んでいる。

僕のブログでは、脱毛のためにオデコが広くなっていくのだが、そのありさまが小学生のときに書いていた「アサガオの成長日記」のように細かく書いてある。

「二月二十日（月）　ついにおでこが眉《まゆ》上十二センチまで広がった。広さにすると一八〇平方センチメートルほどのオデコとなった。素晴らしいオデコだ！」

僕の人生の記録として、正確に書いておきたい。これも一つの大河ドラマだ。ハゲを苦しむよりも楽しんでいきたい、と思っている。

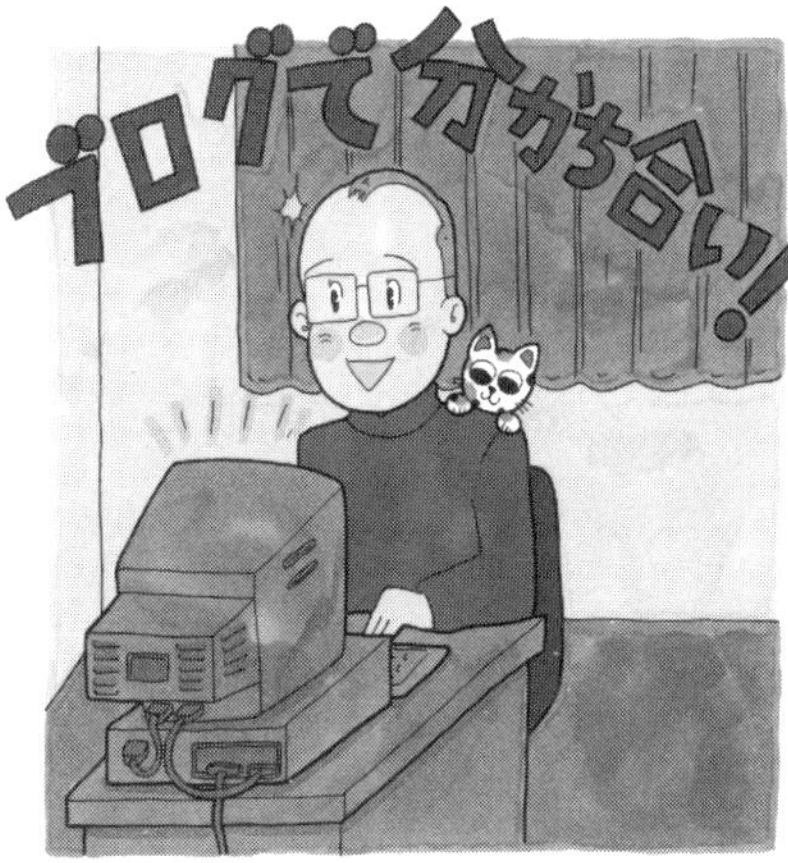

インターネット上でのつながりというと、集団自殺を連想させてマイナスの印象がある。でも、おたがいの問題、生きづらさ、苦しみ、希望を分かち合って、前向きに生きていけるようなつながりもあると思う。

僕たちはブログで支え合っている。ブログで理解し合っている。

そしてその上で、実際に会って話し合うことを一番、大切にしている。

■ブログ
月乃光司「人生なんでもあり」で検索

愛猫の死　君のこと忘れない

ミケ、僕は君のことを一生忘れない。

今月一日、わが家で飼っていたミケという名前の猫が死んだ。

今年二十三歳になり、人間の年齢にすると百二十歳くらいらしい。八年前に新潟市動物愛護協会から「長寿動物」として表彰された。

父母と僕、そしてミケで暮らすわが家の誇りは、ミケの長寿と、「引きこもり」だった中年息子（僕のこと）がパジャマを着てイベントに出演することの二つだった。

ミケの長寿がわが家の本当の誇りで、僕がパジャマを着てイベントに出ることは、誇りとはいえないのかもしれない。

二月の中ごろから、具合が悪くなり歩くことが不自由になってきた。長年、家の庭をトイレにしていたが、外に出られなくなり、母の布団の上で用を足すようになった。

あわてて猫用のトイレを買ってきたが、老齢になって新しいことは覚えられず、母の布団の上で用を足し続けた。

しばらくして何を思ったのか、猫用のトイレの中で眠るようになった。

トイレと寝床の区別が付かなかった。覚えてもらうために、僕が猫用のトイレでおしっこをして見せてあげようかと思ったが、新しい寝床を汚されてミケが悲しむかもしれない、と思いやめた。

抱いてみたら、本当に軽かった。黒い瞳で僕をじっと見つめて「ミョー」と小さな声で鳴いた。

僕の家族はミケに支えられてきた。家族の葛藤《かっとう》、苦しみ、痛みをミケが癒やしてくれた。鳴き声を聞くたび、家族全員が笑顔になった。

「ミケ、死ぬんじゃないぞ…」と父がつぶやいた。

家族でミケの介護にあたった。母は卵の黄身を食べさせた。父は一日中、ミケの様子を見ていた。僕は猫用のおむつを買いに行った。

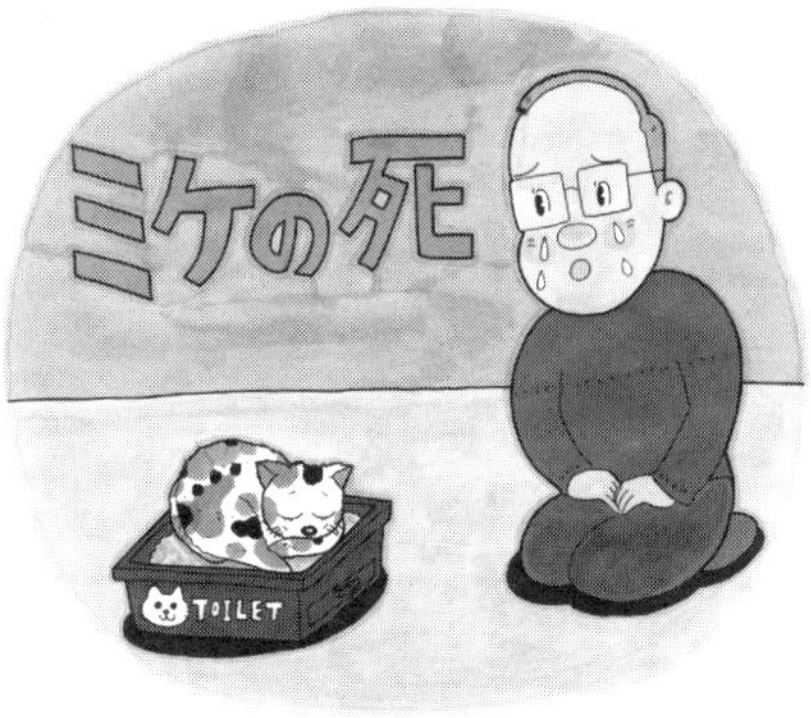

まったく歩けなくなり、父が動物病院にミケを連れていった。入院後、三日目に病院から電話があった。

「残念ながら、お亡くなりになりました…」

父も母もそして僕も泣いた。死因は老齢による衰弱だったらしい。

ミケ、僕は君のことを一生忘れない。君の姿をずっとイラストに描き続けていくよ。

そして、今度は僕が百二十歳まで生き抜いて、「長寿人間」として表彰されるように頑張るよ！

極悪人を演じる　人生の回復願って

極悪人を演じた。

里親制度の普及のために製作された鈴木貴之監督作品のビデオ映画「もう一つの家族」に俳優として出演した。

実の親の元で暮らすことができなくなった子供を、家庭の中に受け入れる里親制度についてドラマとして描かれている。

離婚した三十代の母は、生活保護費を受給しながら小学生の男の子と二人で暮らしている。アルコール依存症になってしまった母には交際している男性がいる。その男性が僕の役だ。

この男性は、母子の住むアパートに自分がギャンブルに使うお金を奪い取りにくる。「ギャンブルで儲《もう》けて倍にして返すから、金を寄こせ！」と叫ぶ。本当に極悪人だ。

子供を育てられなくなった母は児童相談所へ行き、やがて男の子は実子のいない四十代の夫婦に里子として引き取られる。

僕は完成したビデオ映画を見て、成人した里子が婚約者の女性を連れてきて里親の夫婦と食事をする場面に心を動かされた。

そして登場した一人一人の人生について考えてみた。アルコール依存症になってしまった母の人生。依存症者は同じ依存症者をパートナーとして選んでしまい、お互いに依存し合う関係を持つ場合が多いという。

僕が演じた「極悪人」とも見える男性もギャンブルに依存しているのかもしれない。「ギャンブル依存症」は病気と考えられて県内の専門病院でも治療科目に入っている。

「極悪人」なのは病気の症状かもしれない。僕はここ十数年間、依存症の世界に生きてきて、本当の「極悪人」に出会ったことは一度もない。

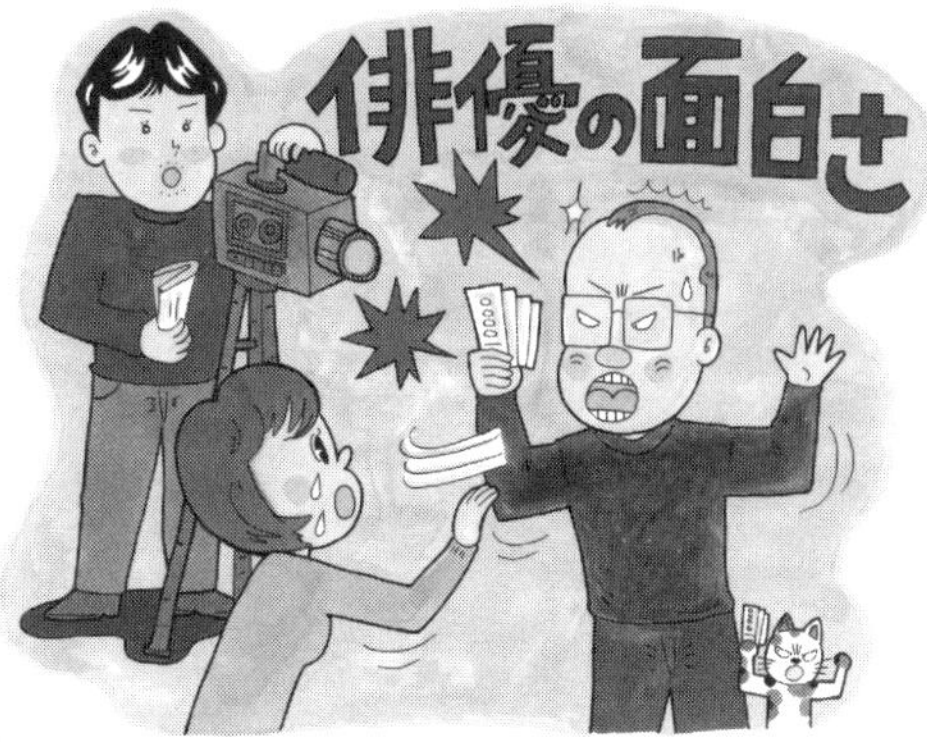

依存症が進み周囲に迷惑をかけて人間性を疑われていた人が、依存が止まったときに、その人の本当のやさしい性格を見せてくれたことが何度もあった。
僕の役の男性もきっと本当はやさしい性格の人なのだ、と思いたい。
ドラマの世界だけれども、母と男性の人生の回復と幸福を願った。
それにしても俳優は面白い。今度は時代劇に出演して「よいではないか、よいではないか」などと言う悪代官の役を演じてみたい。

痛い言葉に感謝　気付いた本当の姿

心にチクリときたら感謝しよう、そう思うようになった。

どうしても嫌いな男性が身近にいた。悪口を言わない方がいいことは分かっている。でも心に溜《た》まったモヤモヤをどうすることもできず、友人に「あいつはこんなに嫌なやつだ」と話した。その友人がしばらく僕の話を聞いて、「その人は月乃さんにとても似ている人じゃないかな…」と言った。

心にチクリときた。一瞬「そんなことはない！」と心の中で怒った。でもよく考えてみると本当にその通りだった。理由のない嫌悪感は、僕に似ている欠点や特徴を持っているからだった。

そのことに気付いたら、その男性があまり嫌いではなくなった。相手の欠点から僕の欠点も見えてきた。チクリとくる言葉をもらって良かった。

数年前、所属しているアルコール依存症者の自助グループの関東甲信越集会が新潟県で開かれることになった。

僕は委員長に選ばれた。僕はそれまでの人生で「委員長」にも「係長」にも「社長」にも、一度も「長」が付く立場になったことはなかった。「委員長」という言葉に酔って僕は命令しまくった。「委員長」は命令する人だと勘違いをしていた。

実行委員会が結成されたときに、古参のメンバーが「みんなで努力して、あとは一人一人が信じている神様におまかせしよう」と言った。僕は、結果を受け入れることだなと思った。

あまりにも僕が威張っていたせいか、その古参のメンバーに「あなたが神様になっている！　リーダーは威張る人じゃなくて、率先して働く人だよ」と注意された。

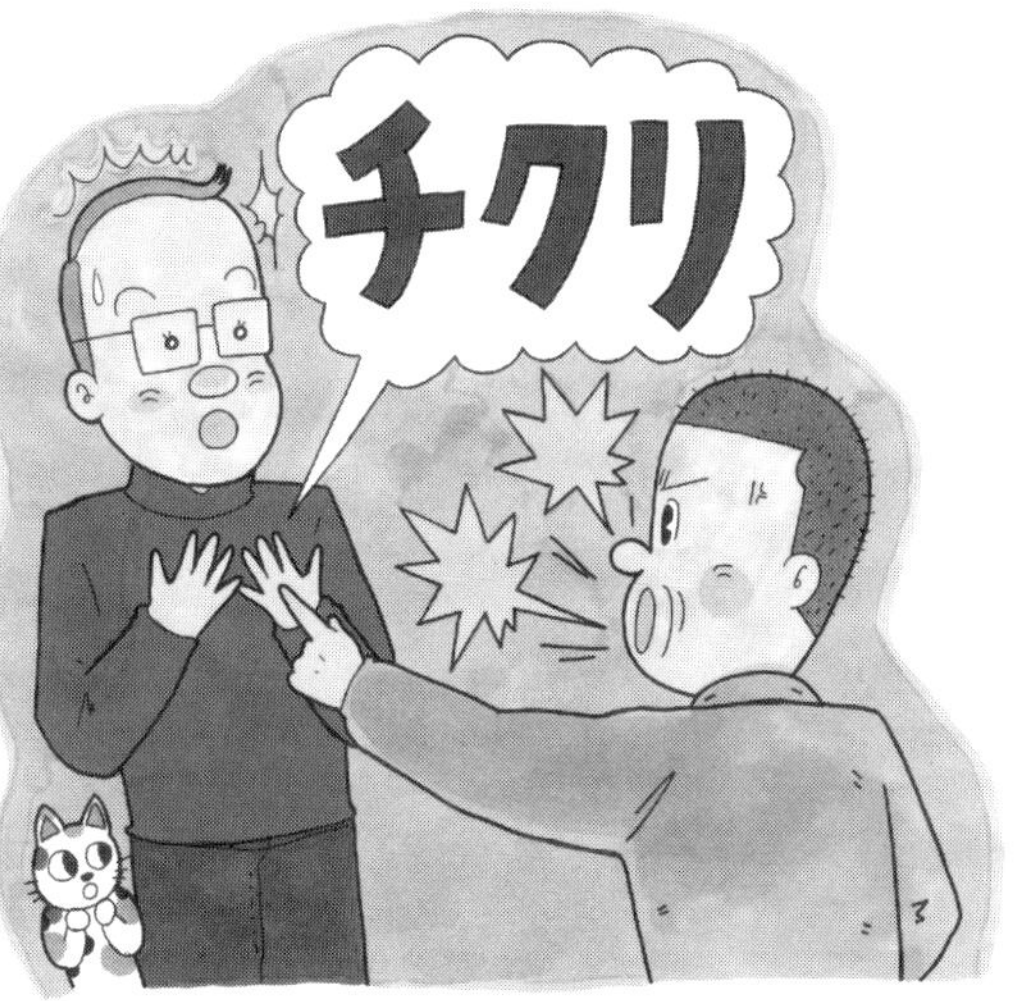

心にチクリときた。「こんなに一生懸命がんばっているのに…」とすねた。でも、よく考えてみると本当にその通りだった。皆に謝り、それからは率先して働くように努力した。関東甲信越集会が終わったときに、何とも言えないさわやかな気持ちになった。

僕は、自分の本当の姿に気付くときには心がチクリとするのだな、と思うようになった。ほめ言葉よりも、聞きたくないような言葉をもらったときの方が大切なのかもしれない。

心にチクリときたら感謝しよう、そう思うようになった。

がん患う舞踏家　生と死と情念表現

三月二十七日、東京都新宿区のライブハウスで『すごい生き方』というイベントが行われた。

僕はアルコール依存症の「朗読家」として出演依頼を受けた。開演前に控室に一人で座っていると、扉が開き頭髪を剃り上げた男性が、大きなカバンを持ち入ってきた。無言のままで服を脱ぎ始めた。

赤いふんどしだけの姿になると白い粉を体に塗り始めた。僕はびっくりして、そのありさまを見ていた。赤い女性用の着物を取り出すと着始めた。着終えると僕の顔をじっと見た。視線が合い怖かった。

突然、「三重県から来ました舞踏家の岡田マサルです！」と、ニッコリと笑いながら握手を求めてきた。握った手は温かかった。

イベントが始まり出演者が人生体験を語った。

四十四歳のマサルさんは三重県で「月の庭」という自然食のレストランを開いている。一昨年の十月に急に体調が悪くなった。検査を受けたところ「膀胱《ぼうこう》がん」と診断されて、医師から摘出手術を勧められた。考え抜いたマサルさんは、手術を行わずにがん細胞と自分の免疫力を使って闘うことにした。

がんになった理由は、心と体のアンバランスからだと思った。心と体の一体化を目指して、友人の指導を受けて舞踏を始めた。四十三歳を過ぎてから舞踏家としてデビューした。

今ではがんと闘うというよりも、共に生きるという境地に達している。昨年の末、精密検査を受けたところ、がんの増殖は意外なほどに少なかった。「舞踏家になれたのも、がんになったおかげかな、と思っています」とマサルさんは語った。

僕の朗読にあわせて舞踏をしてくれることになった。アルコール依存症の朗読家と、がん患者の舞踏家の共演だ。

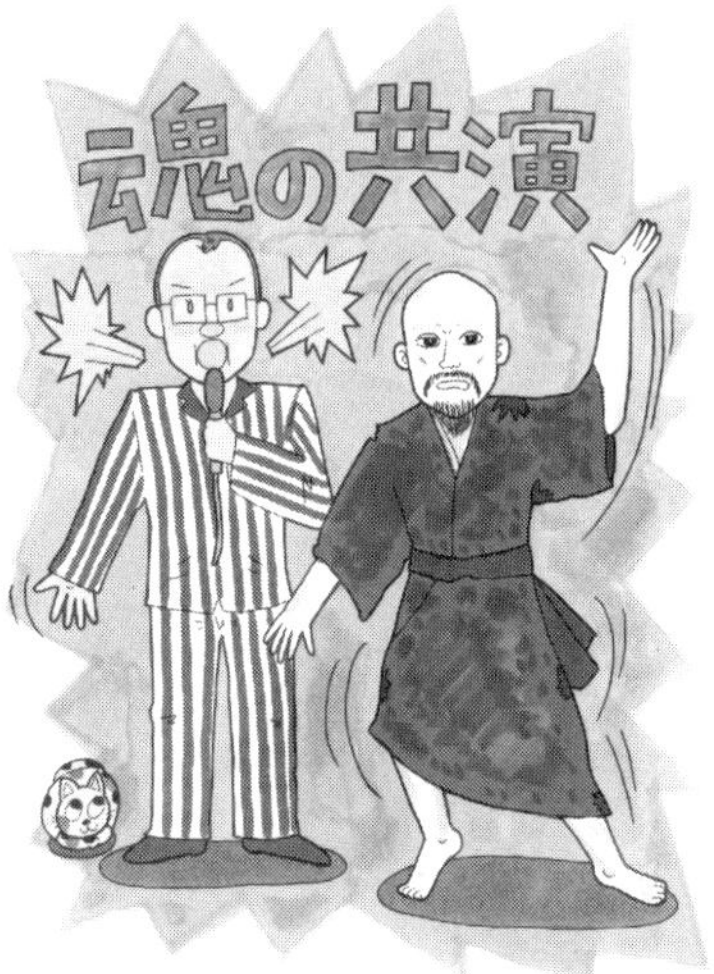

僕は絶叫朗読をした。「神様、僕に生きづらさを与えてくださり感謝します！」

マサルさんはゆったりとした動きで舞った。生と死と情念の表現だ。共演が終わると会場全体にうねるような拍手が鳴り響いた。

イベント終了後、新潟に帰ると「朗読、素晴らしかった。また一緒にやりたいですね」とメールが来ていた。

壁の穴　昔の自分振り返る

過去が封印された。でも僕は心の痛みを忘れたくない。

十五年前、「引きこもり」をしていた部屋の壁には僕が蹴《け》り破った穴が開いている。そのころの僕は思い通りにならない人生にいらだち、やり場のない心の痛みを壁を蹴ることで紛らわそうとしていた。

渾身《こんしん》の力を込めて壁を蹴った。花柄の壁紙が破れて足の先がめり込んだ瞬間に「グズッ」と音がした。もちろん、そんなことをしても自分のイライラや孤独感はなくならず、むなしさは増すばかりだった。二十以上の穴を開けた。

「引きこもり」を抜け出した僕は、自分の部屋を別の場所に移した。僕がいなくなった部屋は物置部屋として使われて、穴はそのままの形で放っておかれた。

日常に追われて自分を見失っているときに、僕は部屋に行き、壁の穴を見詰めた。過去の自分を振り返るためだ。当時の僕は「人生は終わりました」が口癖だった。未来に希望が持てなかった。

自分の部屋以外の世界がある今は、ずいぶんと幸福だ、と思う。

友人が家に遊びに来ると部屋に案内した。「この穴は平成三年に開けられた穴で、わが家では特別天然記念穴として保存されています」と、ガイドが史跡を案内するような口調で説明した。壁の穴は自分にとって必要なものだった。

「壁を直すからな…」

父が三週間前に言いだした。部屋を新しく父の書斎として使うためらしい。

本当は自分の過去の記憶としてそのままにしておきたかった。でも部屋が新しい目的で使われることもうれしかった。壁の穴は写真で撮っておいた。

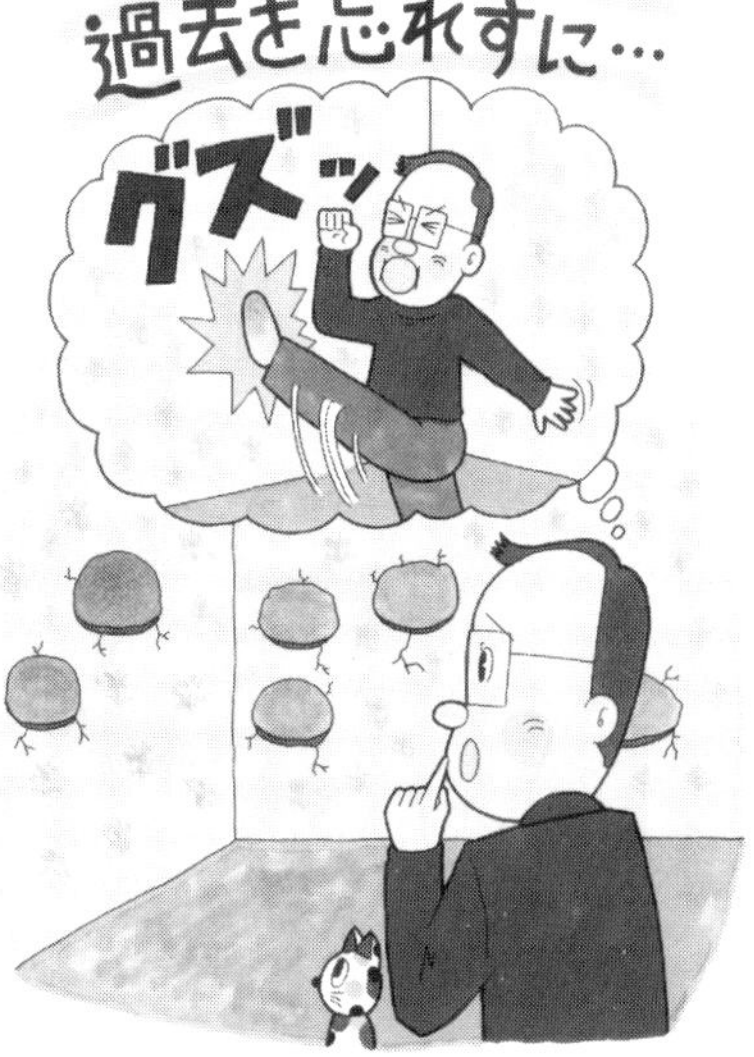

白木の板を壁に張った。七十六歳の父と四十一歳の僕の共同作業だ。穴はふさがれて、部屋は白木のにおいが漂った。
壁を蹴るしかなかったころの僕の気持ちを思い出した。そして、蹴り破られた穴を見たときの父の気持ちも考えてみた。逃げ場所がないような葛藤《かっとう》があっても、そこからの脱出はあるんだ、と感じた。
穴の開いた壁の写真を、新しい壁の上に張った。忘れないでいたい、僕の大切な過去だからだ。

北原さんの言葉　辛い過去も大切に

人と比べない生き方が大切なんだ。

今から十四年前、二十七歳の僕は依存症者の治療施設「新潟マック」に入寮していた。北原さんという四十代の元アルコール依存症の男性が施設長だった。

北原さんはかなり節制した生活をしていた。いつも弁当を持参して外食はしなかった。車で遠出をするときは、高速道路は料金がかかるので早めに出かけて一般道を利用していた。穴が開いてほころびたジーンズをいつもはいていた。施設を運営することは経済的にも大変で、同世代の人よりも低所得のようだった。

北原さんの唯一の趣味は釣りで、浮きの先が折れたものを接着剤で補修していた。「買った方が早いんじゃないですか」と僕が言うと、「物には命があるんだ。最後まで使い切ってやることが大切だ」と北原さんは語った。

施設に入寮して、僕はとてもみじめな気持ちだった。質素な生活が苦痛だった。それまでは、親がかりだったために経済的な苦労をほとんど知らなかった。街にはおしゃれな若者たちが歩き、人生が楽しそうで、僕と比べてみたときに悲しい気持ちがした。

そのことを北原さんに話した。「俺は比べるのは自分の一番どん底だったときと今を比べるんだ。お酒が止まらなくて一文無しになったとき、孤独だったときと比べたら、今は随分と幸福じゃないか。人のお金や着ている服とは比べないで自分の過去と比べてみようよ！」と北原さんは言った。

僕はそのときから僕の過去と今を比べるように心がけた。

引きこもりで何もできなかったとき、入院して絶望に打ちひしがれていたときに比べたら、今はどんなときでも幸福だ。そう考えると一番辛《つら》かった時間がとても大切なものだと思えるようになった。

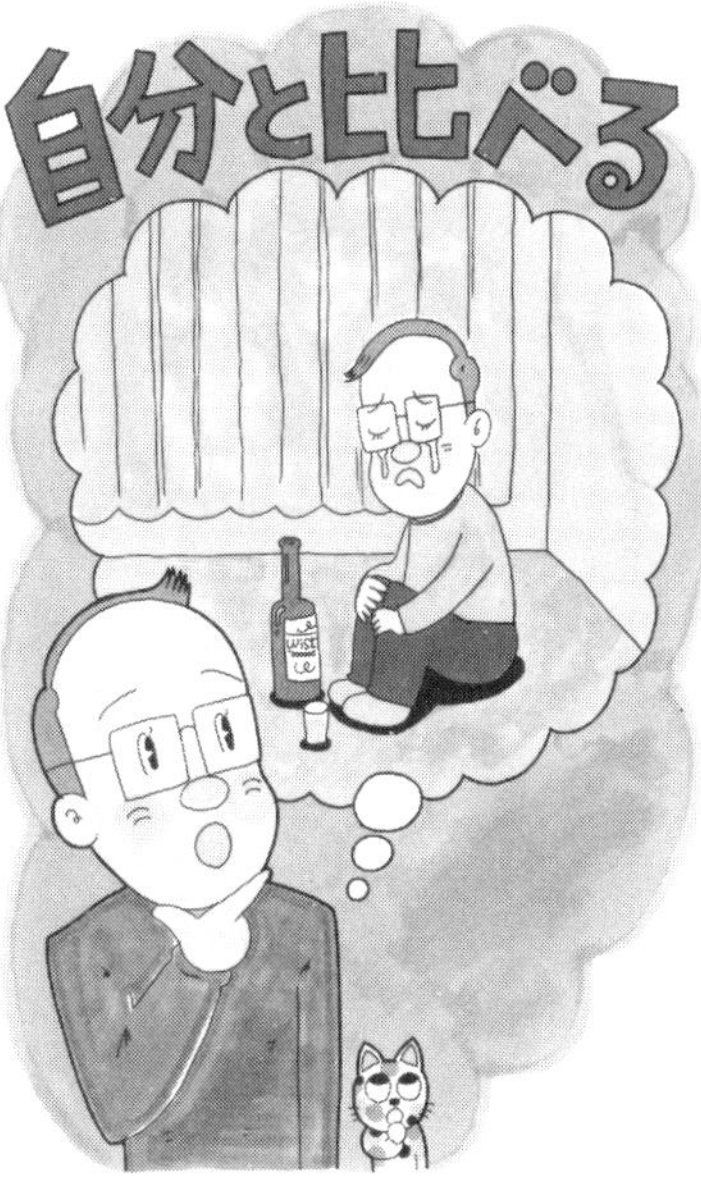

人と比べて僕が優れていると思い満足しても、それは劣等感の裏返しに過ぎないのかもしれない。その人その人の生き方があり、比べようのない尊さが一人一人にあるのだ、と思う。

人と比べない生き方が大切なんだ、そう思うようになった。

どん底男　叫び声は窓を越え

「どん底男」に出会った。

今年の三月、東京のイベント会場へ行くと、顔中にヒゲをはやした筋肉質の色黒の大男が、いきなり抱きついてきた。

「月乃さん！　会いたかった！」

初対面の男にいきなり抱きすくめられて、僕はビックリした。汗のにおいがした。不思議と懐かしさを感じるにおいだ。

「はじめまして、ＡＫＩＲＡ（アキラ）です！　月乃さんの噂《うわさ》はいろいろと聞いていますよ！」

瞳は純真な子供のように輝いていた。四十六歳のＡＫＩＲＡさんは作家、ミュージシャン、画家として活動する多才な方だ。海外生活が長く十年間で五十カ国を放浪した体験があるらしい。

この日のイベントでＡＫＩＲＡさんはギターによる弾き語りをした。

「♪死んじまいたいこともあったし、それでも地べたをはいずり生きてる、これって奇跡なんじゃねえのかい」

心に染みるようなメッセージ・ソングだった。

帰り際にまた相撲の技の「さば折り」のように渾身《こんしん》の力で抱きすくめられた。少し苦しかった。

新潟市へ帰ると翌日にＡＫＩＲＡさんから電子メールが来ていた。

「一緒にライブをやりたいですね！」

翌週、僕は車を飛ばしてＡＫＩＲＡさんの住む栃木県日光市へ会いにいった。このへんの展開の早さは本当におたがいが「せっかち男」なのかもしれない。

ＡＫＩＲＡさんの自宅で語りあった。ニューヨークで薬物依存症になりホームレスになった。帰国時にはお金が全然なく、空腹に耐えかねて電話帳の紙にマヨネーズをかけて食べた。

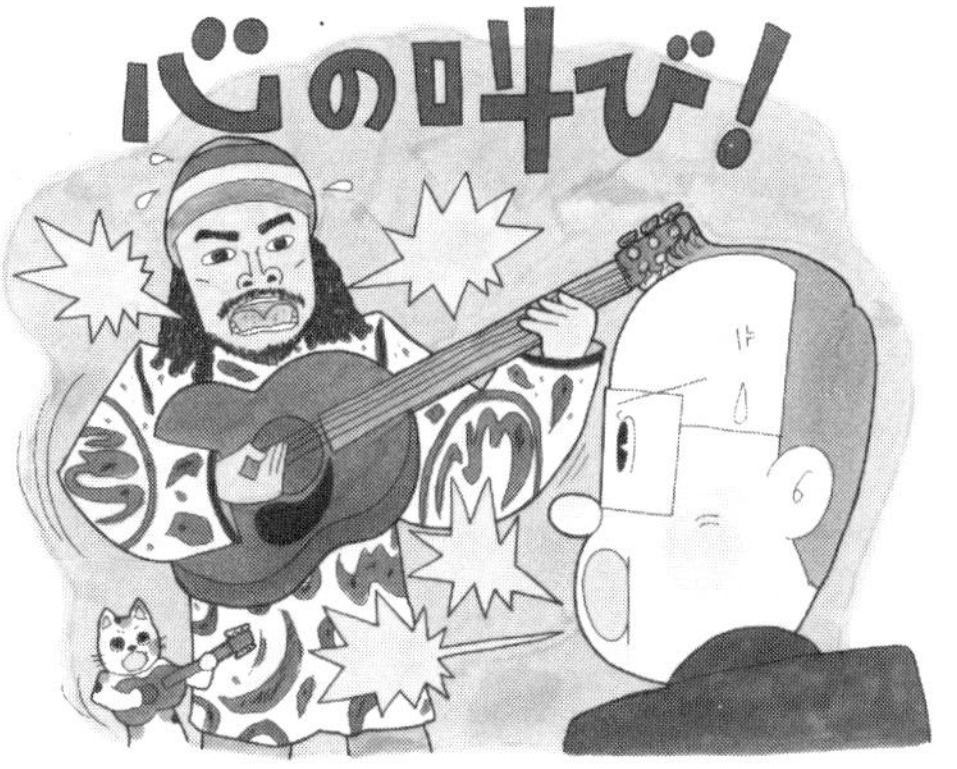

「どん底」を乗り越えた今、その時代に学んだことがとても多い、とＡＫＩＲＡさんは語った。
ＡＫＩＲＡさんの弾き語りと、僕の朗読の共演を試してみた。
叫ぶような歌声、ギター演奏は本当に凄《すさ》まじい迫力だった。負けじと僕も声を張り上げて絶叫朗読をした。
道路に面した窓は開いていて、人々が歩いていく姿が見えた。二人の「どん底男」の叫び声が、窓を越えて曇り空に突き刺さっていった。

親の会で体験語る　癒やされ力もらう

生きることに苦しみ、困り果て、救いを求める人々の輪に入って癒やされた。「引きこもり親の会」から体験談を話してください、と依頼を受けた。僕は合計四年間の引きこもり体験がある。

一時間半、いすの上に飛び乗ったり、叫んだり、手ぶり身ぶりを交えて、引きこもり体験について話した。汗まみれになったが、僕の気持ちが少しでも伝わるように話した。目に涙を浮かべながら「本当に参考になりました…」と言ってくださったお母さんがいてうれしかった。

体験談終了後、十五人ほどで輪になって、今回初めて会に参加された親御さんのお話を、顧問の精神科医の方とお聞きした。現在、引きこもり中のお子さんを抱える「苦しみ」の話は痛々しく、泣き出す方も多かった。僕も親をこれだけ苦しめていたのだ、と身につまされた。僕が引きこもりの時、心労から母も精神科に通院していた。

皆さんが、現在の「苦しみ」を語り終えたときに、癒やされたようなスッキリとした顔になっていくのが印象的だった。

一人で苦しんでいるよりも、同じ「痛み」と「苦しみ」を持つ人々の流れに自分をおくことが、どれほどに生きる力をもたらすのか！　と実感させられた。最近、僕もなんとなく漠然とした「苦しみ」の中にいたのだが、随分と力をもらった。できるだけ正直に話すこと、それが

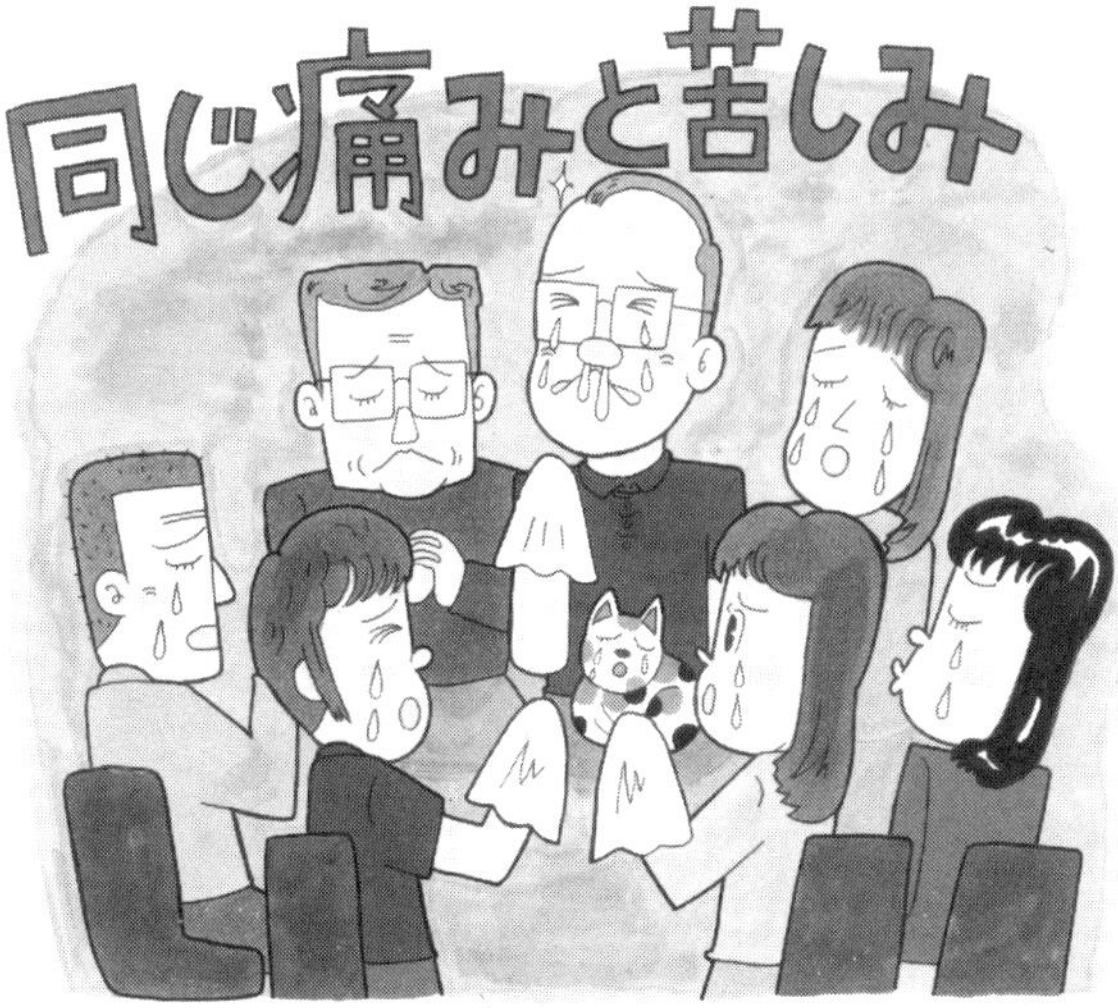

人の心を動かす鍵だと思った。

「引きこもり」でも「アルコール依存症」でも、当事者が家庭にいる場合、巻き込まれて一緒に不幸にならず、家族として自分なりの居場所を見つけて、自分なりの幸福を目指していくことが一番大切だと考えさせられた。

顧問の精神科医の方が本当に的確で具体的なアドバイスを繰り返していて、「すごい！」と思った。専門性というのは大切だな、と強く感じた。

最近、いろいろな相談を受ける機会もあるけれども（本当は僕の悩みを聞いてもらいたいのだが…）、僕ができることは当事者としての歴史を話すことのみだ。

誰かの心に届くように、僕の過去の、そして現在の「痛み」と「苦しみ」を語り続けていこう。

ネバネバとからむ　濃い関係は栄養分

ネバネバとからみ合って生きていこう！

コンビニエンスストアで「ネバネバ大王冷しそば」という日本そばのセットを買って食べた。「夏バテの時期にピッタリの冷しそばです」と説明文が書いてあった。納豆・オクラ・とろろ・めかぶ・なめこ・わかめ・山芋と7種類のネバネバした食材がそばの上に乗っていて、箸《はし》を付けるとすべての食材が糸をひいてからみ合った。

僕の所属する心身障害者のパフォーマンス集団「こわれ者の祭典」が来年の四月まで企業支援を受けて、「生きざまのからみ合いの真剣勝負」をテーマにしたプロジェクトに突入する。「先天性多発性関節拘縮症」のため、生まれたときから両手両足が使えず電動車いすに乗ったプロのお笑い芸人のホーキング青山さんを、東京から講師として招く。十月には「こわれ者の祭典」への新しい出演者の公開選考会を行う。選考会出場資格は心身障害者か、何らかの「生きづらさ」を持つ方々だ。

選ばれた方々とホーキング青山さんとこわれ者メンバーでワークショップを開いて、討論によりそれぞれの「生きざま」をぶつけ合う。クライマックスとして来年の四月に新潟市民芸術文化会館「能楽堂」でワークショップ参加者全員が出演する「スーパーこわれ者の祭典」を開催する。

僕は今でも人間関係が苦手だ。人とのかかわりはできるだけ薄い方が好きだ。頭髪も薄い。「引きこもり」になったのもそんな僕の性格に原因があったのかもしれない。

僕は日常に疲れている。四十歳を過ぎて人生の折り返し地点に来ている。みっともないところ、ぶざまなところ、いろいろな「生きざま」が糸をひいてからみ合うような濃い人間関係を持つことは、僕のこれからの人生の栄養分になると思う。

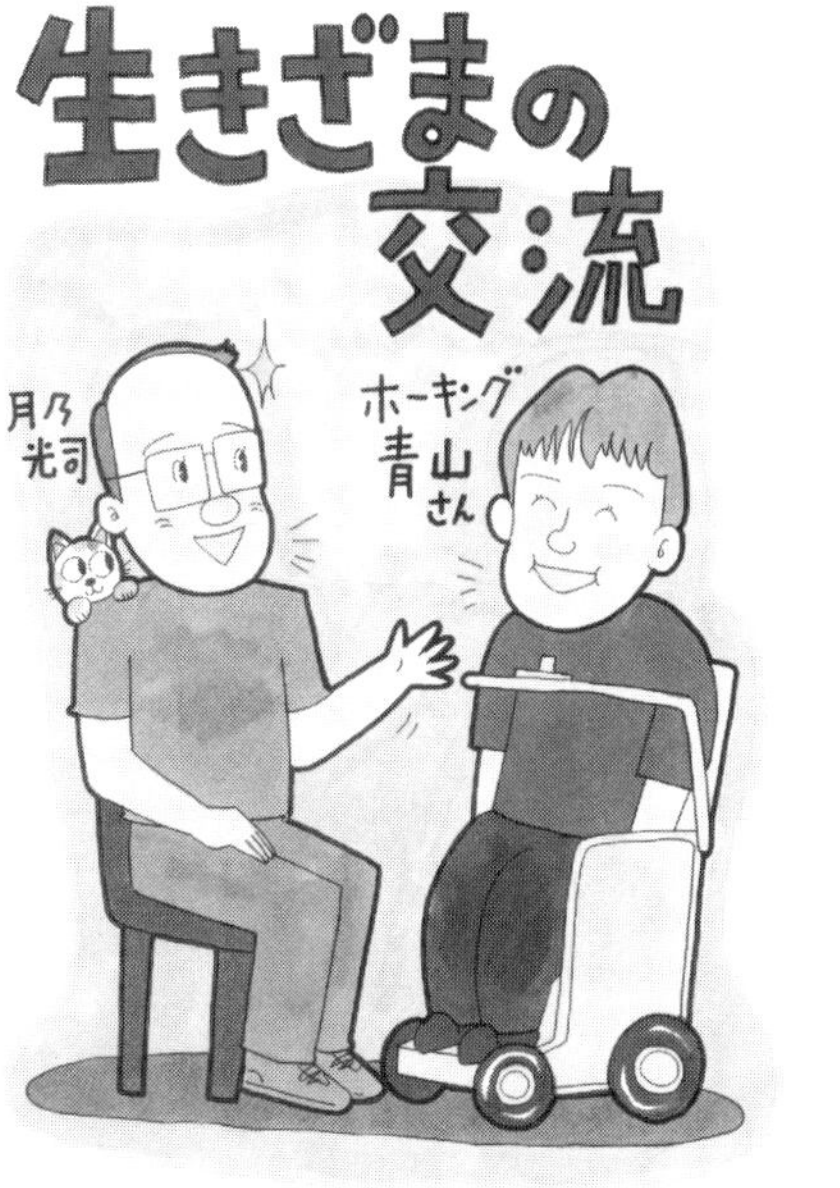

「ネバネバ大王こわれ者たち」として、引きこもり・依存症・脳性マヒ・神経症・統合失調症・うつ・摂食障害・身体障害、みんなでからみ合って生きていこう。きっと「人生バテの時期にピッタリのプロジェクト」となるだろう！

ハゲとハグする　苦しみを楽しもう

悩みを楽しんでいこう。

抜け毛に悩んでいた僕が、一番影響を受けた本は「ハゲ克服パーフェクトブック」（情報センター出版局）という本だ。「ハゲと闘うな、むしろハゲを楽しんでいこう！」と書かれた文章があり、考えさせられた。

人を受け入れて抱きしめる挨拶《あいさつ》のことを英語でハグというらしい。

鏡に僕の広いオデコがうつって見えたときに、一瞬悲しい気持ちになるが、心の中で「ハゲとハグするんだっ！」と叫ぶことにした。語呂合わせが面白くて、自分のコンプレックスを受け入れていこう、という気持ちになる。

幸福も不幸も考え方で決まるのかもしれない。

僕は詩を書いた。

「悩みを楽しんでいこう。逆境を楽しんでいこう。見捨てられる不安を楽しんでいこう。苦しみを楽しんでいこう。孤独を楽しんでいこう。どうしようもない自分を楽しんでいこう。僕は僕の人生の主人公だ。変化する肉体を楽しんでいこう。ハゲとハグするんだっ！」

声に出して読んだら、心がスッとした。

どんな人でも、その人自身のドラマの主人公だ。ドラマの主人公は試練や困難に出合い、それに立ち向かい乗り越えて成長していく。

僕は僕のドラマの主人公だ。僕をいじめる会社の上司も、性格の合わない町内会の人も、僕をふった女性も、僕を成長させてくれる脇役だ。そう考えると感謝の気持ちがわいてくる。

先日、僕の友人の中でも人気のある女性と一緒に食事をする機会があった。二十代前半で色の白い肌をしてやや大きい黒い瞳を持っている。

僕はとてもうれしかったが、食事中にその人は携帯電話を見たままメールを出すことに夢中だった。

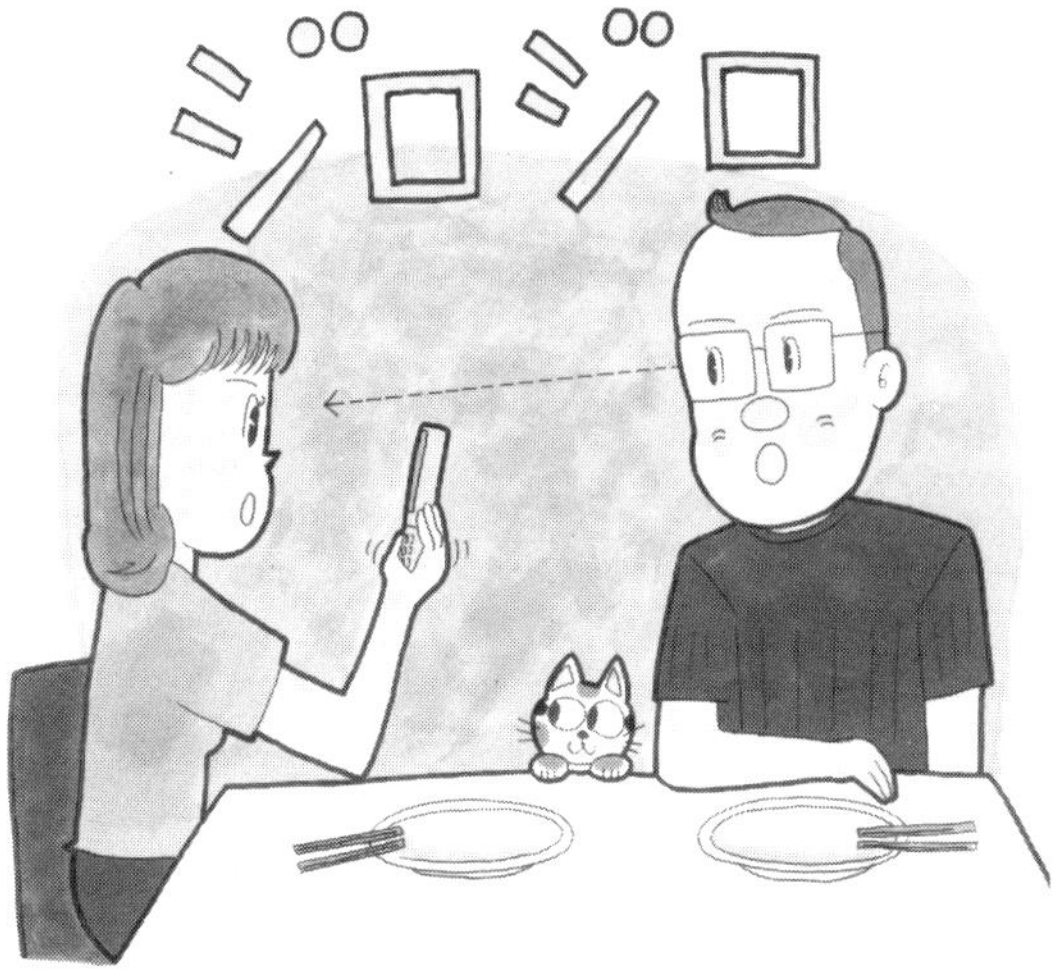

「僕に全然、関心がないな…」とがっかりしたが、視線が合わないので、じっくりとその人の魅力的な容姿を観察することができた。穴があくほどにジロジロと観察した。
なんとなく、これはこれで幸福だと思えた。どんな時でもその状況を楽しめることは大切だ。
疎外感、苦しみ、孤独、不安、そんなことの一つ一つを人生の重要な香辛料として楽しんでいきたい、そう思っている。

リアルな劇に涙　生きづらさを肯定

会場からすすり泣きが聞こえた。

この二十日、劇団ハッピークローバー第一回公演「あるがまんま」を万代市民会館へ見に行った。ハッピークローバーは長岡市にある引きこもりや不登校の方々が通うフリースペースのメンバーで作られた劇団だ。出演者、スタッフ、劇団員の一人一人が、なんらかの「生きづらさ」を持っている。

物語は出演者の体験を基に構成されている。いじめを受けていた高校生の少女が、引きこもるようになり、リストカットを繰り返す。薬物を乱用して、「出会い系サイト」で男性に依存するようになる。

生きることもできない、死ぬこともできない苦しみが、鬼気迫る演技で伝わってきた。パンフレットを読むと主役を演じた二十五歳の女性は、いじめ、不登校、引きこもり、下剤の乱用、過食の体験者で、自分自身の「生きざま」を舞台へとぶつけていた。

両親の役を演じた方々も、実際に引きこもりのお子さんを持つ人だそうで、とにかく出演者の全員が、本物が本物を演じているので、ある種のドキュメンタリー演劇として迫力があった。考えてみたら、こんな適材適所な配役はなく、王様の演劇を本当の王様が演じるようなものだ。演劇は配役が「成功の鍵」を握るという。この点でとにかくこの劇団は成功している。

次回の公演に、アルコール依存症で元引きこもりで薄毛で独身で四十一歳の男性の役があったら僕もぜひ出演したい。

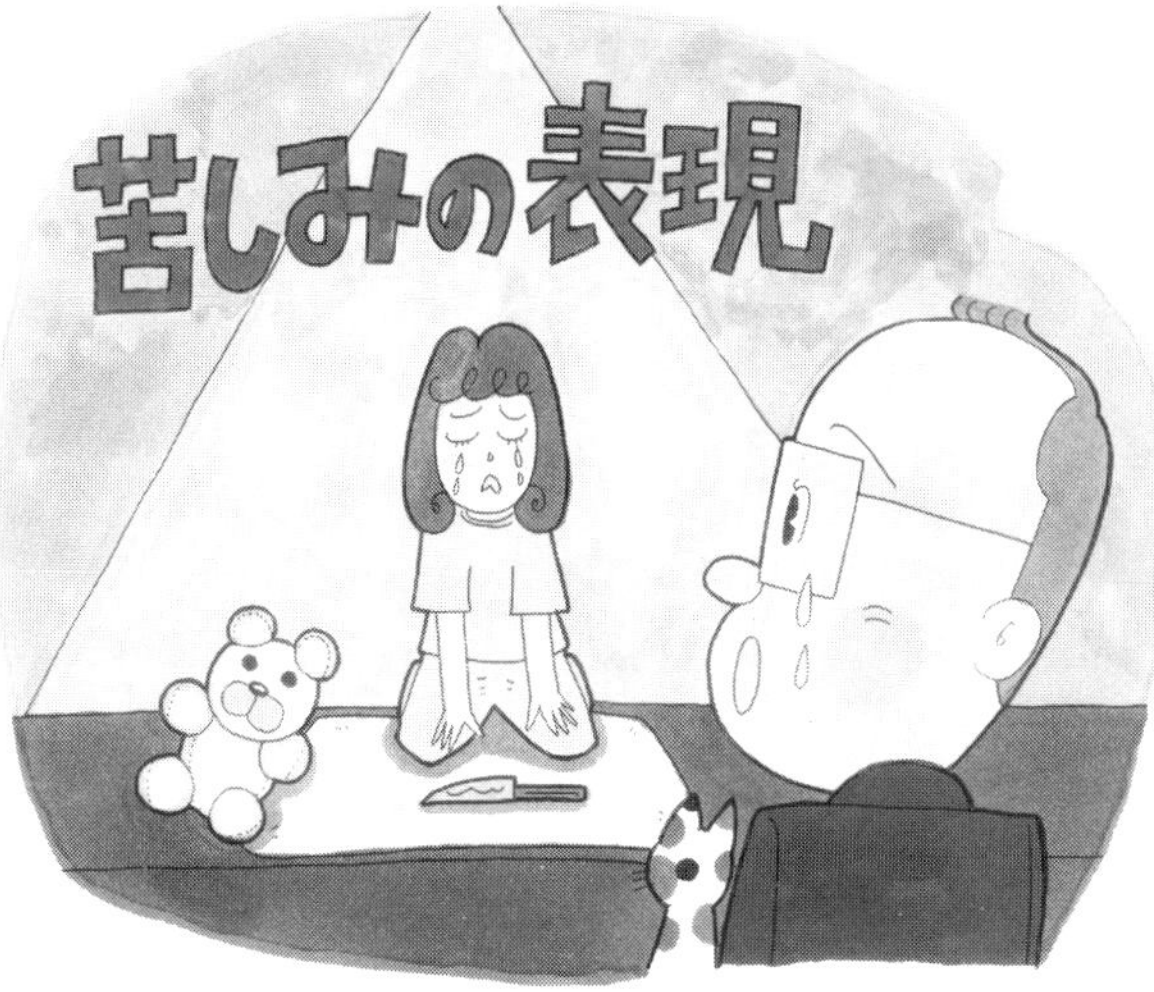

ラストシーンでは、主役の少女がフリースペースで同じような「生きづらさ」を持つ人々と出会い、「生きる意志」を持つようになるありさまが力強く表現されていた。

観客の方々から、すすり泣きが聞こえ始め、カーテンコールで出演者全員が舞台へ上がった時に、会場全体が感動による興奮状態になった。

僕は出演者の皆さん、そしてスタッフの方々、一人一人の人生のことを考えていた。きっと僕と同じように、そして泣いた観客の方々と同じように、苦しく生きづらい人生だったのだろう。

演劇を見ることによって、全員の苦しみが「みんな必要なことだった」と肯定できたような気がした。

ありがとう、また見に行きます。

障害者コンビ　自分真っ直ぐ表現

お笑いで障害を吹き飛ばせ！

友達がお笑いコンビを結成した。コンビ名は「脳性マヒ・ブラザーズ」だ。

三十三歳のダイゴ君は、生まれつきの脳性マヒのために言語障害と身体障害がある。お酒と女性が大好きな好青年だ。三十一歳の周佐則雄君は、生まれつきの脳性マヒのために手足が不自由で車いすを使っている。やっぱり、お酒と女性が大好きな好青年だ。

お酒はやめているが、やはり女性が大好きな好青年ならぬ好中年（自称）の四十一歳の僕と心身障害者のパフォーマンス集団「こわれ者の祭典」の活動を続けている。

その二人が最近はお笑いコンビとしても活動を始めた。

僕も二人のお笑いライブを何回か見たが、それがなんともかんとも全然面白くないのだ。あまりにも笑えず、逆にそれが面白くて笑ってしまう感じだ。

ダイゴ君が警官で周佐君が強盗のコントがある。

「警察だ、この警察手帳を見ろ！」

「お巡りさん、自首します。でも、それ警察手帳じゃなくて障害者手帳ですよ」

「あー、間違えた！」

こんなコントが延々と続いていく。見ている方は寛容さが必要だ。

でも僕は今は面白くなくてもいい、と思っている。何かを探しながら、一生懸命に生きていく二人の姿が伝わればそれで十分だ。人々に勇気を与えるメッセージを発信している。

最近、全国放送のニュース番組で二人の活動が取り上げられた。たくさんの方々から感想のメールがきた。

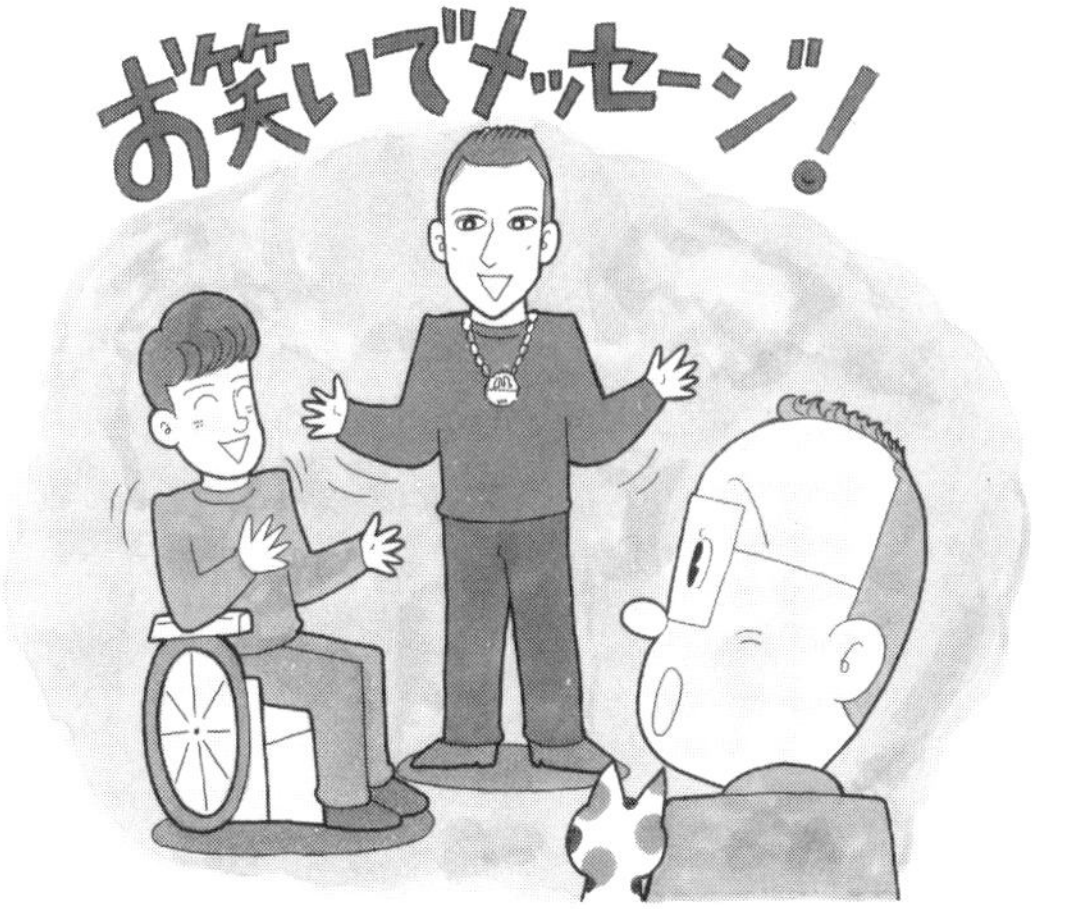

「前向きに生きる姿がかっこ良かったです」「この人たちの心には障害なんて全然ないじゃん、と思い感動しました」「お二人を見て思った。自分自身を表現してゆくことが生きてるってことなんだ」

ダイゴ君と周佐君の真っ直《す》ぐな心が皆さんに伝わっていて、僕は嬉《うれ》しく思った。

今日、十四日の夜に初めて東京で「脳性マヒ・ブラザーズライブ」が行われる。僕と二人と、所属するNAMARA代表の江口歩さんで、車で五時間かけて東京のライブ会場へ向かう。今日も二人の気持ちが観客の皆さんへ、きっと届くだろう。

お笑いの方もレベルアップしているかな?

心のゆがみ　生きることで調整

生きていくことが解決だ。

現実と自分の認識の間の「ずれ」にびっくりすることがある。

片思いの大好きな知人の女性がいて、毎日彼女のインターネット上の日記を読んでいた。ときどき登場する男性がいた。僕は交際相手だと思った。名前は書いていなかったが、僕の友達の男性だと思い込んでいた。

その男性と会うと嫉妬《しっと》のあまり不機嫌に対応してしまう。トンカチで殴りつけてやろうか、と冗談ながらにも思った。

しかし読み続けているうちに、彼女の日記に出てくる男性と僕の友達はまったくの別人であることが分かった。そして日記に出てくる男性も交際相手ではなく単なる友人のようだった。

僕がなぜ不機嫌にふるまうのか、友達はさっぱり分からなかったと思う。僕がトンカチで自分の頭をたたいて微調整した方がいいのかもしれない。

二十代の半ばのころに精神科病棟に三回入院した。主病名は「アルコール依存症」だが、二回目の入院時に「境界性人格障害」と診断された。

難しい病名でよく分からず、専門職の方に教えてもらった。病気というよりも性格の問題で、現実を認識する感覚がゆがんでいて、そのゆがみから「生きづらさ」や「不安感」、「見捨

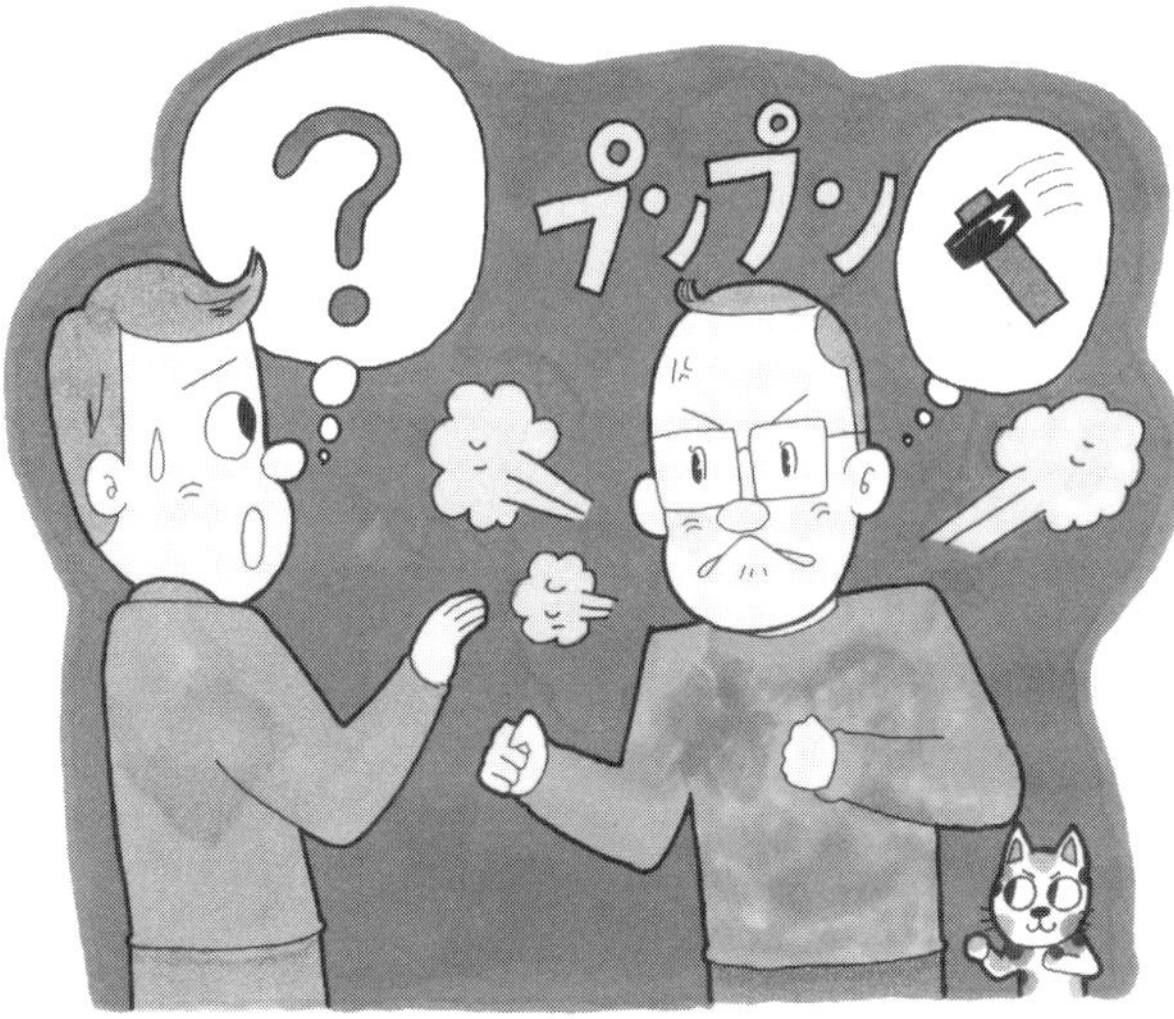

てられたような気持ち」や「自殺願望」を持つこと。解決策はなんといっても生き続けていくことが一番なこと。現実の中で、傷つき恥をかき葛藤《かっとう》を持ち、「ずれ」を自覚して、体験の中から時間をかけて自分自身を見つけ出していくこと。そうやって、心のゆがみを調整していく必要があるらしい。

今回の僕の体験も僕の心の「ずれ」を自覚できたいい経験だったと思っている。

「境界性人格障害」のような病名は付かなくても、若い人から「生きづらさ」を持つ苦しみの相談を受けることがある。今も、僕は「生きづらさ」を持つ人々の群れの中の一人として生きている。

「生きていくことを、僕もあなたもおたがいに続けていきましょう…」

僕はそう答えることにしている。そしてそれが決して気休めではなく、時間がかかっても本当の解決策だと心の底から思っている。

世界最高記録　勤続を更新嬉しい

奇跡の世界最高記録を樹立した。世界最高記録というと大げさだが、少なくても僕という個人の世界の中では最高記録なので、そう考えると気持ちがいい。

会社で勤続十年の表彰を受けた。賞状とお祝い品をいただいた。三十一歳の時に現在の会社に入って十年間、勤め続けてきた。職種はビルメンテナンス業だ。

四十歳を過ぎた中年男の僕が、勤続十年といって喜ぶのは恥ずかしい気持ちもするがやはりとても嬉《うれ》しい。

前回の勤続最高記録は一年十カ月間だった。アルコール依存症病棟を退院してから働き始めた清掃会社に勤めていた期間だ。その期間をはるかに越して僕の世界最高記録を日々更新している。

前々回の最高記録は清掃会社の前のコンビニのアルバイトの三カ月十日間だ。そう考えると十年は長い。

どんなことでも長続きしないのが僕の最大の欠点だった。仕事も三日も続かずにやめたことが何回もある。

一番できなかったことは、健康的に生き続けることだった。引きこもりの部屋の中で、生きることもできない、死ぬこともできない時間を長く過ごした。

そんな僕が十年間を過ごせたのは、同僚の皆さんのおかげだ。上司にいじめられて、やめたくなったこともあったが、支えてくださる同僚の方々がいらしたから続けてくることができた。

僕の所属しているアルコール依存症の自助グループの本の一ページ目に「私が奇跡」というタイトルが付いている。アルコール依存症者が酒をやめて生きていけるのは奇跡のような幸福だ、と書かれてある。

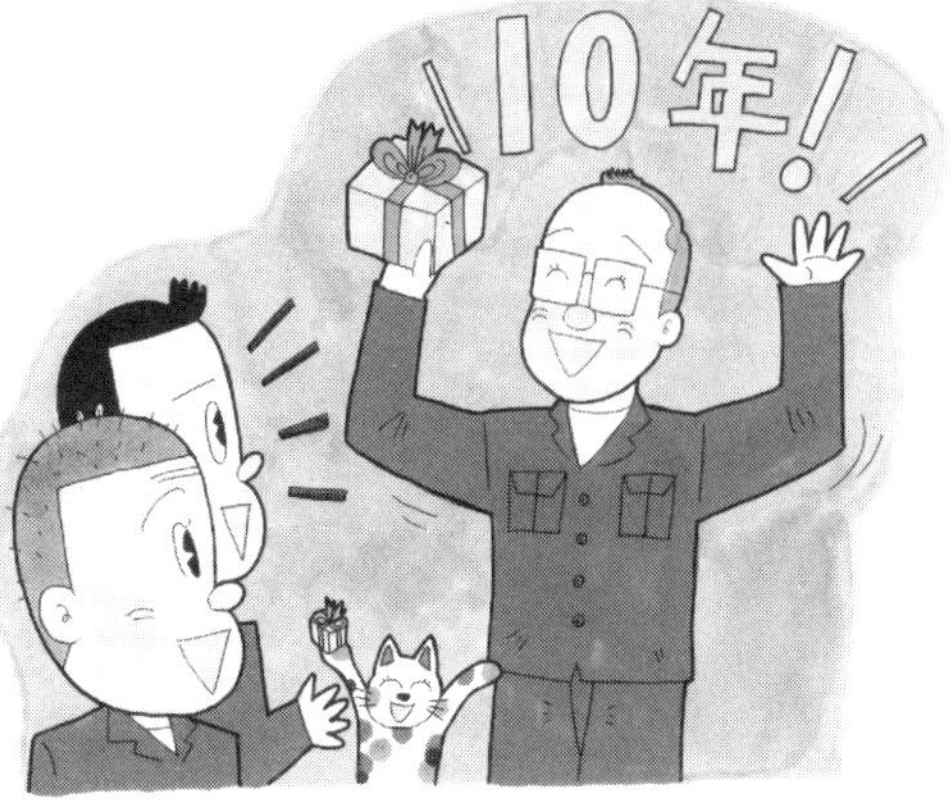

引きこもりやアルコール依存症体験者の僕が、働いていけることは本当に「私が奇跡」なのかもしれない。

僕の毎日は世界最高記録で奇跡の日々だ。単調で砂をかむような毎日も輝いて感じられる。そして、それは僕だけが特別なのではなく世の中すべての人々に共通なことだと思う。

どんな人でも、今日が生まれてから最長の世界最高記録の日だ。

毎日を喜んで感謝して過ごしたい、僕はそう思っている。

言葉よ届け！　全員仲間心一つに

五〇〇人の依存症の皆さんと心が一つになった。

十月十日、東京の大田区民センターで開かれたアルコール薬物施設連絡会主催のフェスティバル「レッツ、ガッツで明日をゲット」に出演した。

友人のお笑い芸人の二十九歳の松本卓也君とのコンビでの出演だ。

フェスティバルの当日、控室に行くと松本君がお弁当をモグモグと食べながら、「今日のお客さんは全員、治療施設に通っているアルコール依存症や薬物依存症の方々ということですよ。皆さんが明るい未来をつかめるように『レッツ、ガッツで明日をゲット』でがんばりましょう！」と言った。

僕は舞台衣装の引きこもり時代のパジャマに着替えて、松本君は髪の毛をロックシンガーのように整髪料で固めた。

立派なスーツを着た精神科医の方の講演が終わり、続いて二人で舞台へ上がった。

会場に一斉に笑い声が響いた。四十すぎの薄毛の中年男がよれよれのパジャマを着ていて、もう一人はロックシンガー風の細身の青年だ。なんとも場違いな二人だ。

客席を見ると会場は満員で、五〇〇人以上と思われる皆さんが僕たちを見ている。

松本君が「アルコール依存症の皆さんは右手を上げてください！」と呼び掛けると、八割く

らいの方々が右手を上げてくださった。続いて「薬物依存症の皆さんは左手を上げてくださ
い！」と聞くと四割くらいの方々が左手を上げてくださった。「それではアルコール依存症で薬
物依存症の二階級制覇チャンピオンの皆さんは両手を上げてください！」と聞くと二割くらい
の皆さんが両手を上げてくださった。

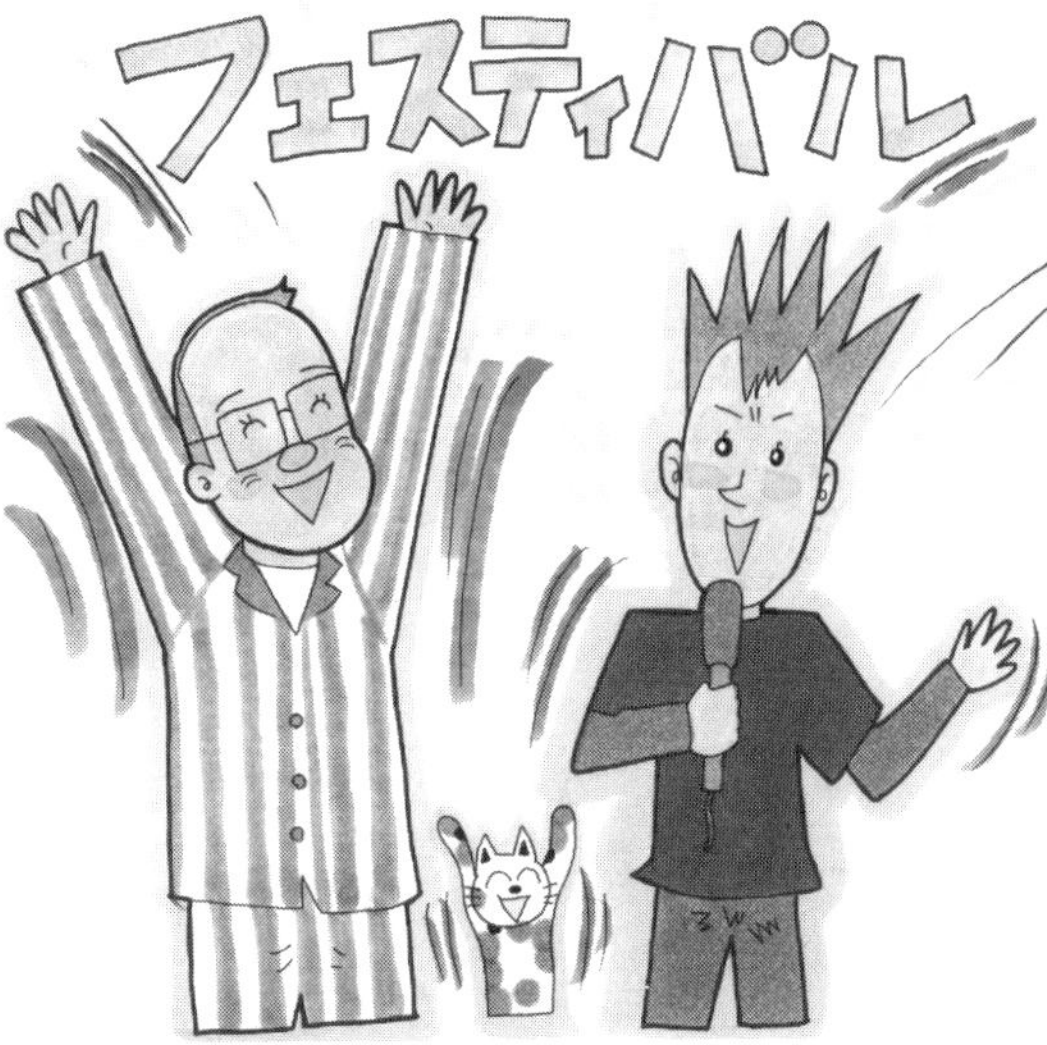

アルコール依存症で精神安定剤依存症だった僕も両手を上げた。

僕は興奮してきた。同じ生きる痛みを持った人は僕の仲間だ。僕は仲間の前で自己表現できる喜びで体がいっぱいになった。

体験談を話すと、客席の皆さんが笑ったりうなずいたりしている。共感の顔だ。最後に自作の「仲間」という詩を叫びながら朗読した。

「一人ぼっちでずっと生きてきた。僕と同じ心を持つ人たちがたくさんいることに気付いた。仲間がいれば僕は生きていける、仲間！」

言葉よ届け！　僕は祈りながら叫び続けた。

憧れの人　生き方重ね合わせ

「顔にアザがあって得をした、そんな人生を送りたい」と、石井政之さんは語った。石井さんは「顔にアザをもつジャーナリスト」というキャッチフレーズを持ち、文筆、映画製作などの表現活動を行っている方だ。

顔の右半分に生まれつき、赤いアザがある。皮膚の表面に毛細血管が浮き出ている単純性血管腫という症状だ。子供の時に顔のことでからかわれたり、いじめを受けた経験もあるらしい。

石井さんは僕にとって憧《あこが》れの人だった。

「顔面漂流記」（かもがわ出版）という著作を読んで感動した。顔に障害のある三人が喫茶店に集まり、「ユニークフェイス」という自助グループを設立するシーンがエピローグとして書かれてあった。

「私たちにとって異形の顔で生きるとはどういうことなのか。考えていこう。そしてできることをやっていこう」と語るシーンを読んで、僕は泣いてしまった。負い目を持つ者たちが共同体を作って立ち上がっていく姿が、僕の生きている世界と重なって見えた。

僕は、アルコール依存症者が「酒を飲まない生き方」をする自助グループに所属している。

七十年前にアメリカで、二人のアルコール依存症者がグループを立ち上げた。二人はメッセージを発信する活動を続けて「酒を飲まない生き方」の輪を広げていった。

七十年が過ぎて、二人の死後も活動は世界中へ広がり二〇〇万人のアルコール依存症者がグループのメンバーになり、僕はその末端に所属している。

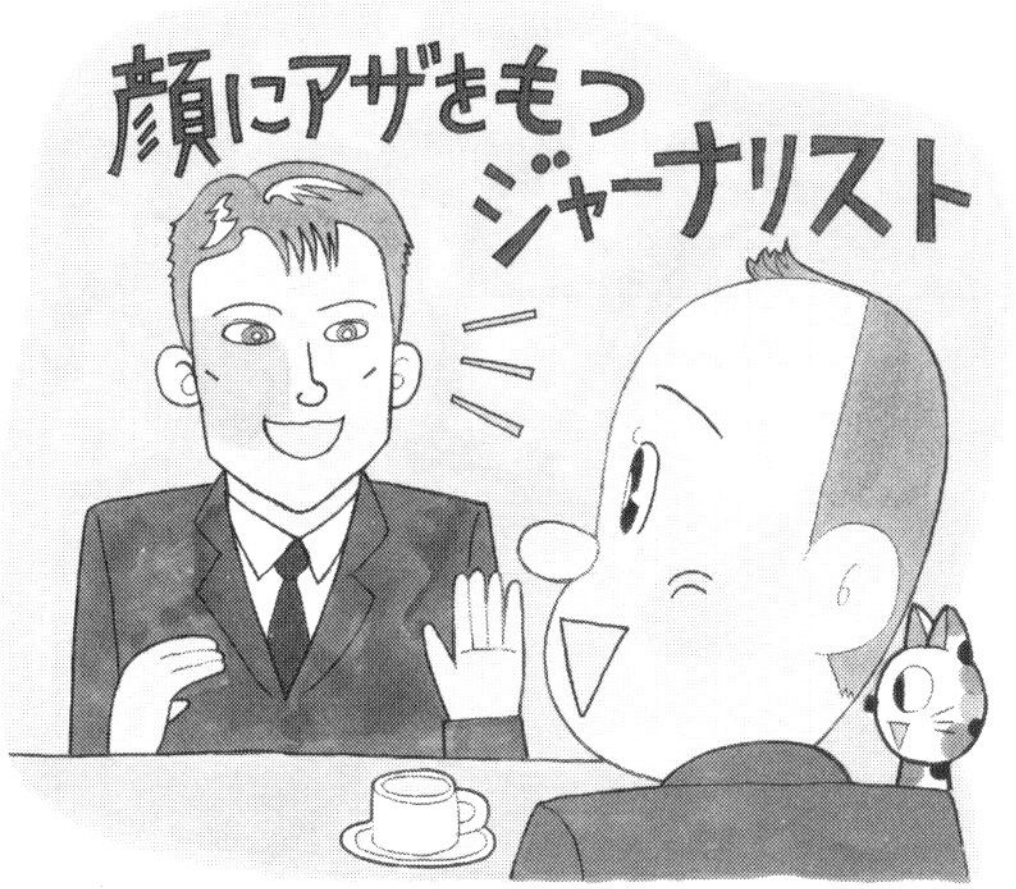

あの二人がいなかったら、僕は酒をやめることはできなかった。喫茶店に集まった石井さんたちの姿が二人の姿に重なって見えた。

十月二十四日、石井さんとお会いできる機会を与えられた。七年前に三人で始まった「ユニークフェイス」は現在では会員が一〇〇人以上になったそうだ。

「顔にアザがあって得をした、そんな人生を送りたいんです。月乃さんも、やりたいことを全部ぜひ実現してください」

僕を見る視線はまっすぐだ。四十一歳で同い年、僕と同じように中年青春を過ごす、輝く姿がそこにあった。

女流作家と共演　ネット上の交流縁

こんなものすごい朗読を聞いたことがない。

田口ランディ・月乃光司朗読会が八月二十六日に中野区東中野のカフェで開かれた。

ランディさんは、人間の心の問題をテーマに幅広く執筆活動を展開している女流作家だ。

インターネット上で知り合った。SNSと呼ばれる交換日記に似たホームページに、ランディさんがいることを発見した。交流のお願いのメッセージを出した。有名な作家の方からご返事をいただけるとは思わなかった。ところが交流を了承していただき、ビックリした。

今年の一月に新宿区歌舞伎町で開かれた「こわれ者の祭典」に足を運んでくださった。

「月乃光司さんの詩の朗読を聞く。死んだ兄貴に聞かせたかったたな。」

ランディさんの日記には、そう書かれてあった。「引きこもり」だったお兄さんは亡くなられたらしい。

七月、実際にお会いすることになった。ものすごく緊張した。暗い人を想像していた。

「月乃さん、こんにちわぁ！」

ランディさんは明るくパワフルな女性だった。

二人による朗読会を開くことになった。朗読会では最初に「依存」をテーマに対談をした。

ランディさんは、かつて「恋愛」に依存傾向があったが結婚後はインターネットに依存するようになり、そこから作家としての第一歩を踏み出した。良い依存を持つことが重要なようだ。

最後にランディさんは「転生」という短編小説の朗読をした。

こんなものすごい朗読を聞いたことがない。言葉から生きることの苦しみと喜び、残酷さと希望がほとばしった。会場のかなりの方々が涙を流していた。

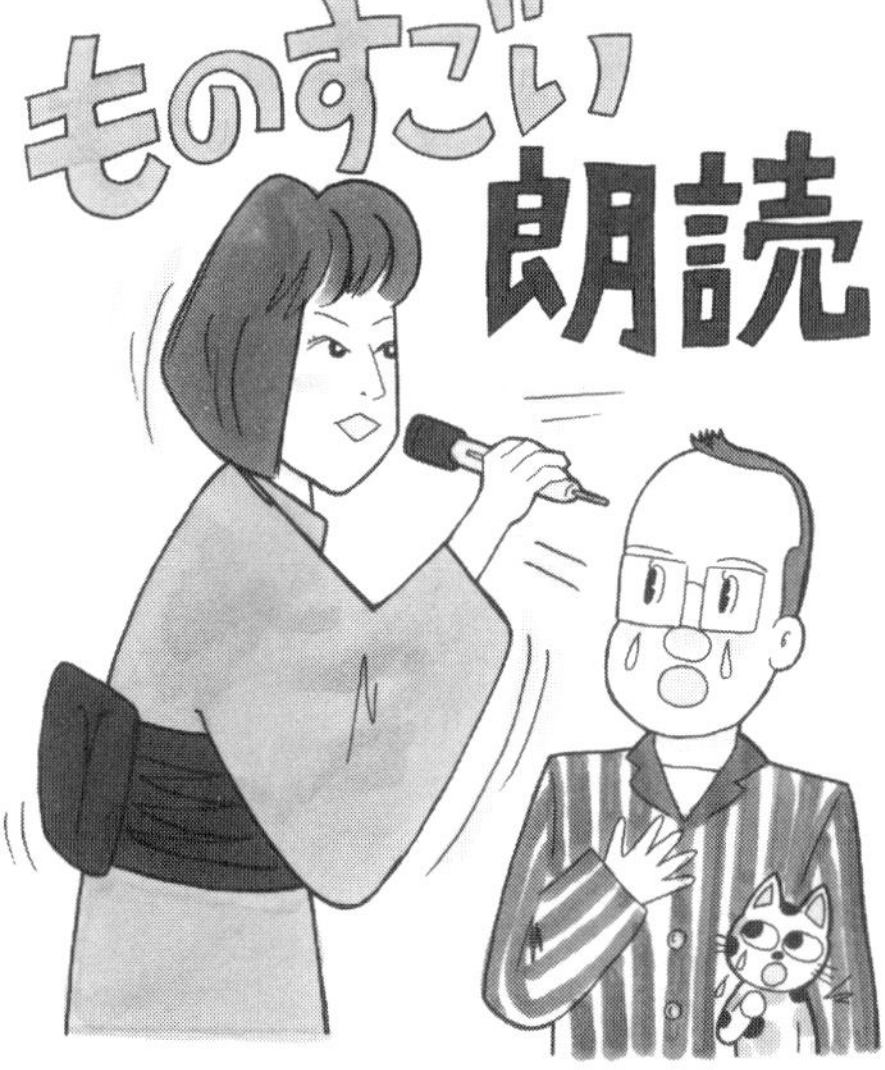

インターネット上での交流というと悪いイメージがあるが、上手な使い方をすると新しい何かが生まれることもあるのだな、と僕は感じた。

イベント後、僕は新潟で朗読会を開くお願いのメールを出した。ご返事のメールにはこう書かれてあった。

「今度は『木霊《こだま》』という短編を朗読したいなあ。」

いじめ自殺に思う　生きて復讐しよう

生きることが苦しくて「死にたい」と思ったことは何回もあった。十五歳の時に関屋分水に飛び込もう、と真剣に考えたことがあった。

死ぬことができず、四十一歳まで生きてきた。今は、生きていることに感謝している。最近のいじめが原因の自殺連鎖には本当に心が痛む。

そんな思いから、「生きて復讐《ふくしゅう》しよう」という題名の詩を書いた。

いじめられて死ぬくらいなら、学校に行くのをやめよう。いじめられて死ぬくらいなら引きこもりになろう。

自分の部屋へ、勇気ある撤退だ。布団にくるまって、ゆっくりと一人で作戦会議だ。

誰かに相談できたら、一番いいだろう。でも、僕が十代の時だったら人に相談することはできなかったかもしれない。自分のことを話すことが一番苦手だったからだ。

中学生の時に、Mという同級生が「月乃を泣かす会」を作っていた。Mに何度も泣かされた。僕の記憶の中ではそれは「いじめ」になっていなかったが、最近、人に話したところ「それは、間違いなく、完璧《かんぺき》な、誰がどう考えてみても、いじめだ！」と言われた。

僕の心の中に「いじめ」として記憶したくなかったのかもしれない。僕の屈辱の傷口がうずくからだ。僕はMにいじめられていたんだ！　Mは会社員になり、結婚もして、もう十八歳の子供もいるらしい。

自殺して復讐するのじゃなくて、生きて復讐しよう。

自殺して問題を起こすのじゃなくて、生きて問題を起こそう。

自殺して注目を集めるのじゃなくて、生きて注目を集めよう。

Mへの復讐。

Mは結婚生活も長く倦怠《けんたい》期かもしれない。独身の僕が、魅力的な彼女をつくり、ラブラブになる復讐。僕が幸福になる復讐。僕が生き延びていく復讐。

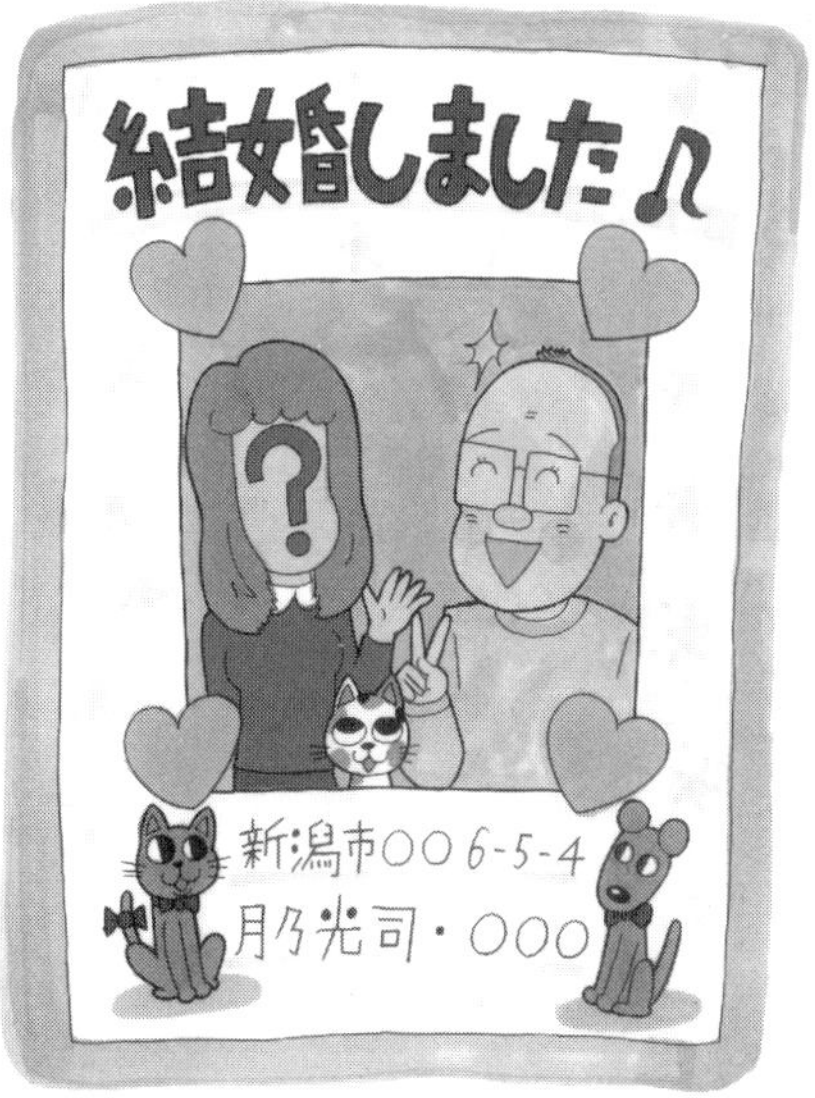

いつか、可愛いイラストとラブラブ写真の入った「結婚しました♪」っていうハガキを送ってやるぜ！　倦怠期かもしれないMはギャフンと言うだろう。

いじめられて死ぬくらいなら、学校に行くのをやめよう。いじめられて死ぬくらいなら引きこもりになろう。

生き延びて、いつか幸福になる復讐をしよう。

幸福への道　駄目な姿も愛そう

駄目な自分が嫌いじゃない、そう思った。

三交代制の作業員として会社に勤めている。夜勤業務の時に、会社で失敗を繰り返した。朝の八時に仕事が終わり、なんとなく落ち込み、このまま自宅に帰るとますます気持ちが暗くなりそうなので、二十四時間営業のインターネット喫茶へ行った。

平日の朝のため、あまり人もいず、パソコンの置いてある個室に入ると淋《さみ》しさが増してきた。

インターネット上に公開された、人気アイドルの小倉優子さんの写真をじっくり眺めた。本当に可愛《かわい》かった。可愛さに、淋しさが少しまぎれた。

この店では、ソフトクリームがセルフサービスで取れるようになっていた。どんぶりのような茶碗《ちゃわん》に、機械からなみなみとソフトクリームを流し込み、むさぼり食った。

三杯食べたら、心が甘さで一杯になり、ようやくホッとしてきた。

トイレに行って鏡を見ると、無精ひげのはえた口元にソフトクリームが付いていた。

会社の失敗で落ち込み、インターネット喫茶の個室でアイドルの写真を穴があくほど眺めた後に、山盛りのソフトクリームを食べる薄毛の無精ひげ独身中年男、もうじき厄年の元アルコール依存症の会社員…、それが僕の姿だ。

その姿を考えると僕は「プッ」と笑ってしまった。そんな駄目な自分が嫌いじゃない、そう思った。かつての僕だったら駄目な自分を受け入れることができなかったと思う。これは僕の成長だ。

四年半の間、お世話になりました。「心晴れたり曇ったり」は今回が最終回です。駄目な人が必ず立派な人にならなければいけないことはなく、駄目な自分を好きになっていくこと、自分を愛していくことが幸福への道ではないか、と僕は思っています。

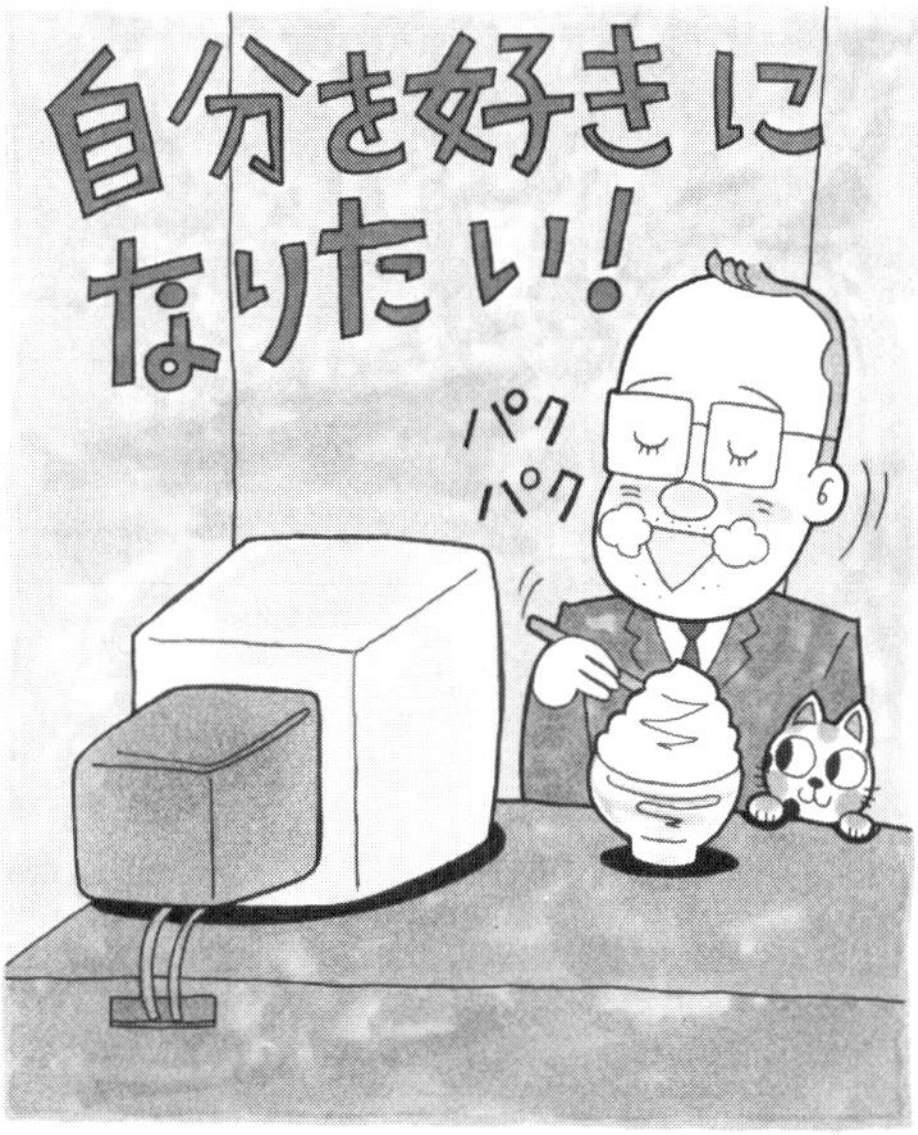

アルコール依存症でも、引きこもりでも、脳性まひでも、神経症でも、体や心に障害があっても、統合失調症でも、人格障害でも、摂食障害でも、筋ジストロフィーでも、どんな病気や「生きづらさ」を持っていても、自分を愛していくこと、「生きづらさ」を受け入れていくことで幸福になることができる、と僕は信じています。

また、どこかでお会いしましょう!

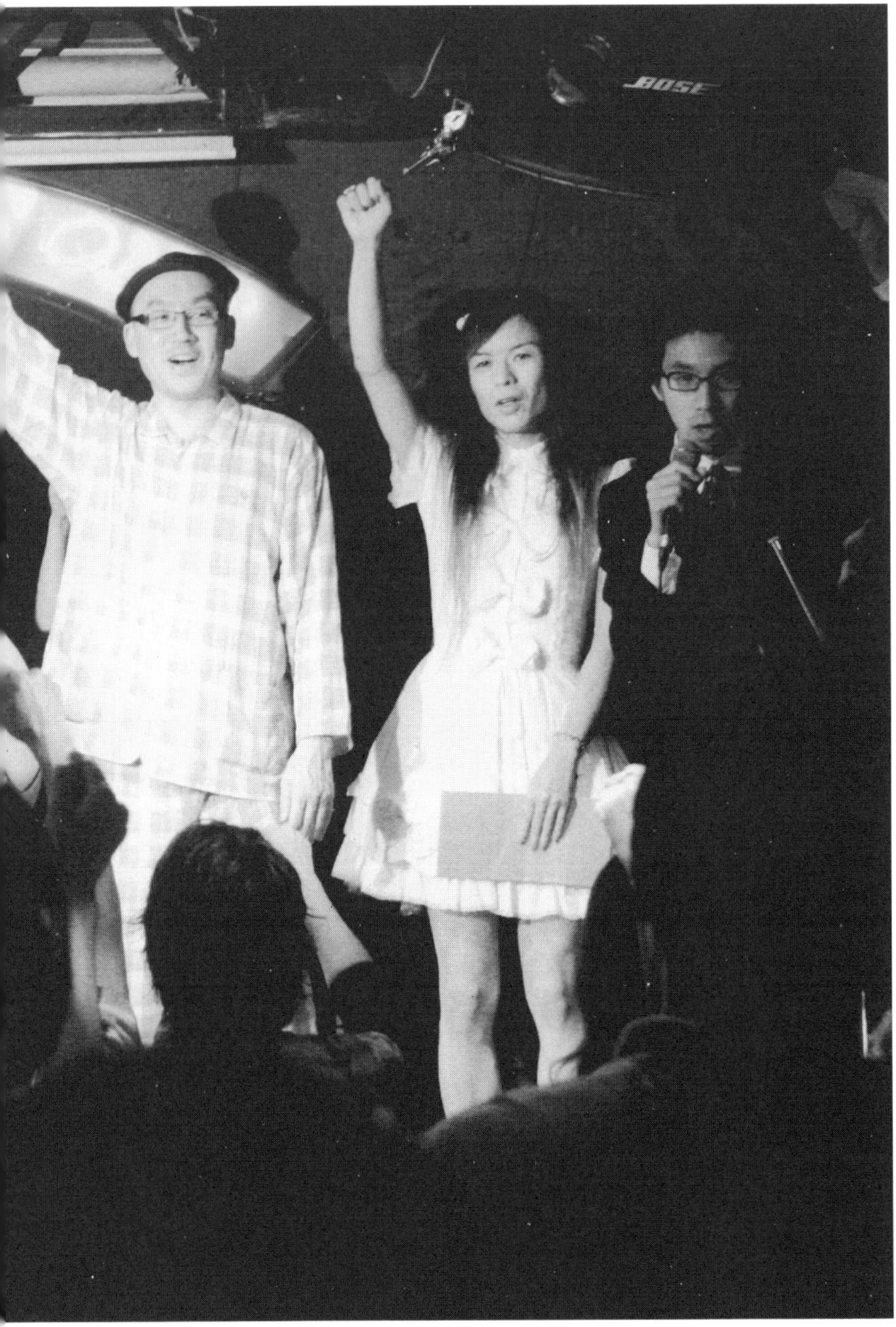
BOSE

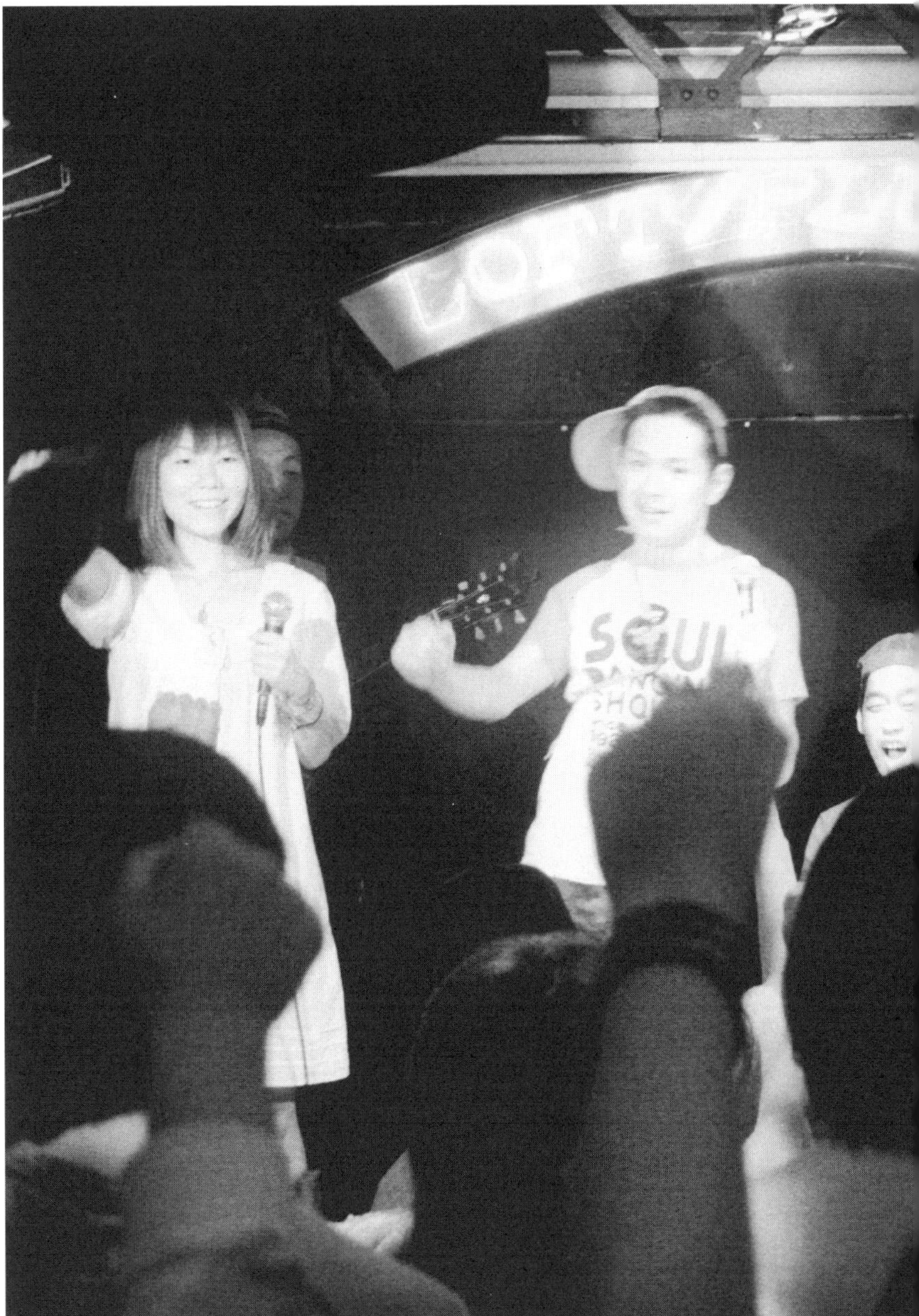

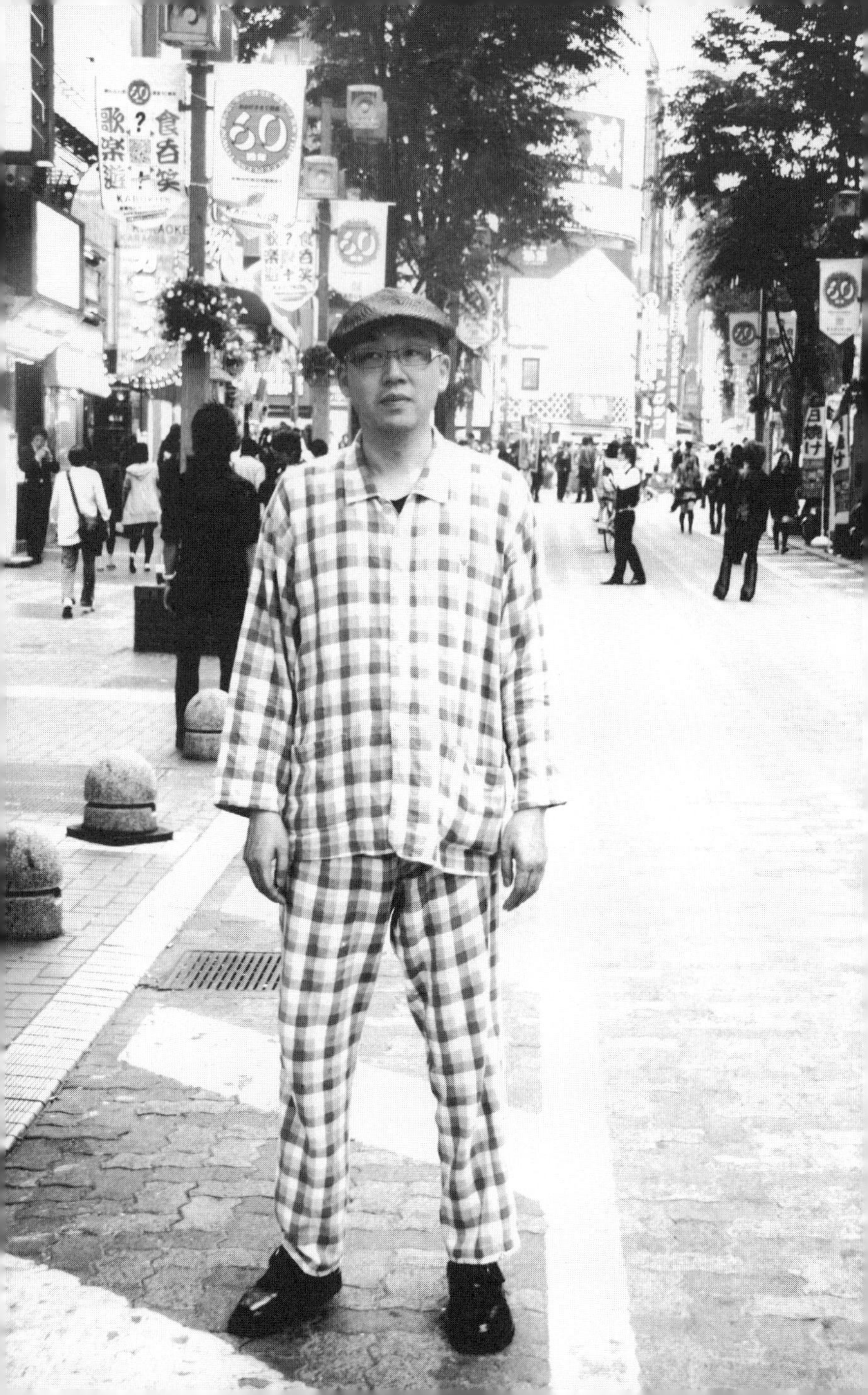

心が痛かった時のこと

引きこもりの「どん底」の時代は僕にとって必要な時間だった。

十代と二十代に、ひきこもり体験が四年間ある。

自分の容姿に対するコンプレックス、人に見られることの怖れ、人間関係で傷ついた経験からの外の世界へ出ることへの恐怖、そんなことを感じていた。

昼間でもカーテンを閉め切った自分の部屋で、いつも一人ぼっちでいた。人が怖い、だけど孤独に苦しんでいる、それが僕だった。

現実への絶望から、自殺願望も出てきたが、生きることもできない、死ぬこともできない、そんな日々を送っていた。薄く手首を切ったが、死ぬことはできなかった。

家族と暮らしていたが、親と会うのが嫌で、寝静まった深夜に起きて日中は寝ているという生活をしていた。

行き場のない心の問題を、お酒を飲むことでごまかしていた。一人ぼっちの孤独と、未来への不安をまぎらわせるために、お酒を飲みつづけていた。

引きこもりの生活の中から、アルコール依存、摂食障害、自傷、強迫神経症など別の問題を生み出すこともあるようだ。

結果として、アルコール依存から精神科病棟への入院、そこでアルコール依存症の治療プログラムにふれることになった。

そのことが、僕の引きこもり脱出のきっかけとなった。

アルコール依存症の治療プログラムといっても特別なことではなくて、当事者同士の居場所に行くこと、同じ問題を持つもの同士の場所につながっていくこと、そんなやり方だった。それが僕の心の回復につながった。赤裸々に自分の負い目や、性的な問題、傷ついた過去をさらけ出して語り、ありのままの自分を受け入れることができた。

同じ「心の痛み」を持つ仲間と出会えたことが僕の人生を変えた。

今、引きこもり中の皆さんが、引きこもりの当事者が集まる居場所やたまり場に行ってみることは、すごくいいことのような気がする。きっと、心がスッキリする出会いがある。大抵、同世代の異性もいる。地域の保健所に問い合わせてみると、場所を教えてくれる。

僕が外の世界に出て、数年が過ぎた。

今でも生きることに苦しみ、傷ついている。人が怖くておびえている。でも、ときどき「僕は本当に自由で幸福だ！」と思う瞬間もある。

ときどきでも、そんな気持ちが味わえるのならば、僕はこれからも外の世界で生き続けていきたい、と感じている。

「どん底」を知ったならば、あとは上がっていくだけだ…、四年間の「どん底」の引きこもりの時は、僕にとって必要な時間だった。

そう今は思っている。

引きこもりを抜け出した後は青春の日々

「元引きこもり」の人は、「出たがり」の人が多いような気がする。引きこもっている人は人前に出るのが嫌いなのでないか？　と思われがちだ。しかし、むしろ人一倍「目立ちたい」そして「人と仲良くしたい」という願望がかなわない現実に傷ついて、部屋にコモっている人々も多い。

ちょっとしたきっかけで、人と会い現実の中で活躍を始める「元引きこもり」と数多く出会った。そういう僕も実は、とても「出たがり」だ。

「ハートをつなごう」から出演の依頼をいただき、その上、自作詩の朗読までさせていただけることになり、本当に嬉しかった。

「引きこもり」からの回復は何といっても、どう「きっかけ」を掴むことができるか、だと思う。テレビを通してその「きっかけ」を、現在引きこもり中の方々へメッセージとして届けることができたら、と願った。

収録の日、新潟県在住の僕は新幹線に乗って東京へ向かった。渋谷のＮＨＫ放送局に着いた

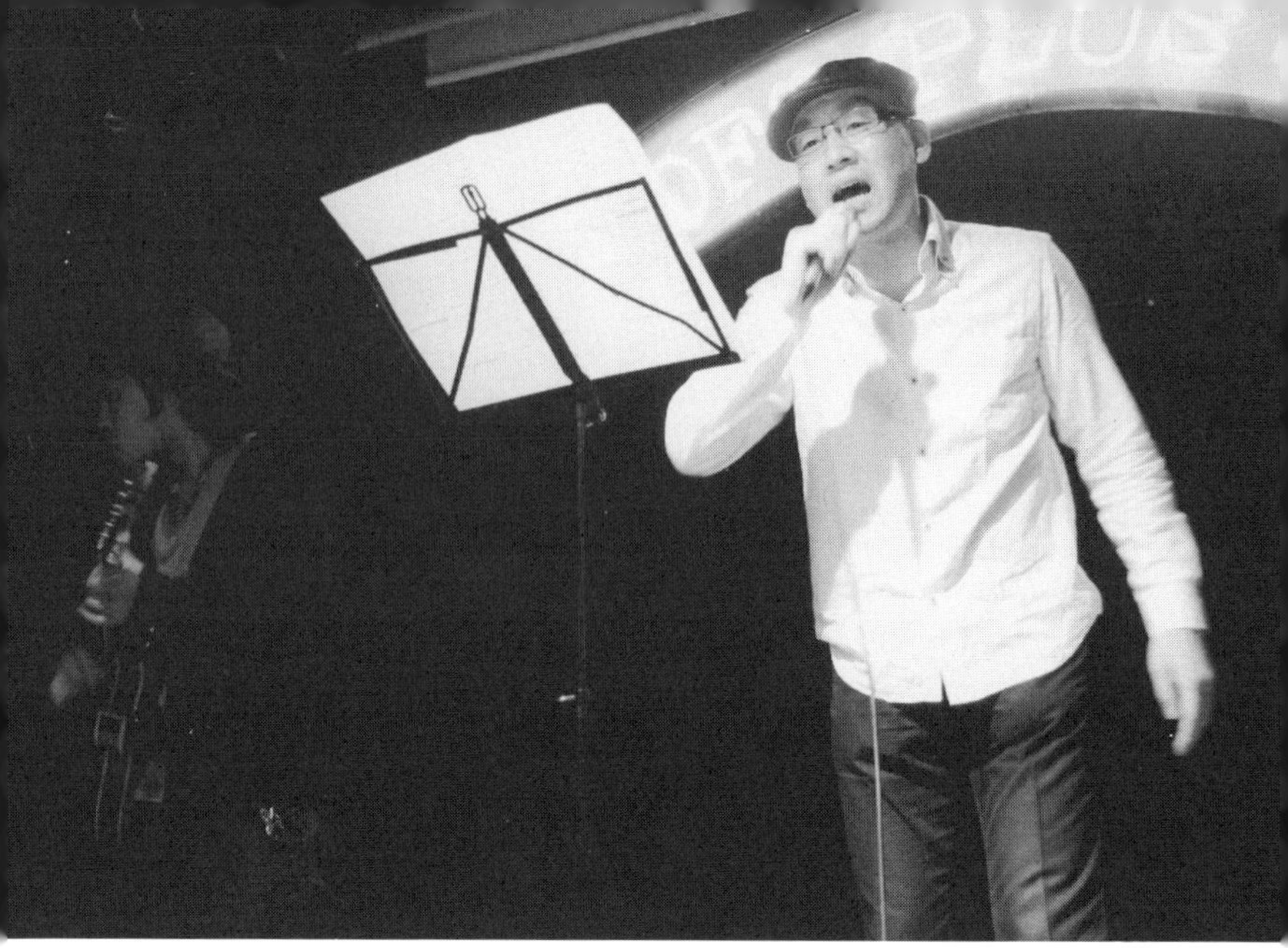

時に緊張してきた。でも、スタジオに入り、出演者の方々にお会いした時にホッとした。「元引きこもり」の出演者の方々が二名いて、その方々に僕と同じようなオーラを感じたからだ。僕はそれを勝手に『仲間オーラ』と呼んでいる。僕を含めた三人が引きこもりからの脱出者だ。僕たちの『仲間オーラ』が放送を通じて、現在引きこもり中の人たちに届けばいいな、と感じた。

冒頭から自作詩を、心をこめて朗読をさせていただいた。

引きこもりになってよかった
外に出ることができるようになった時に
本当の自由を知ることができた
外を歩ける自由
僕の過去はみんな必要なものだった
（月乃光司作：人生なんでもあり）

自分の辛かった過去を肯定できるようになった時に何かが始まるような気がする。

今回の放送でもっとも勇気をもらい感銘を受けたのが、現在引きこもり中のお子さんを持つお父さんたちのお言葉だった。

三十代四十代の引きこもり中のお子さんを持つ高齢のお父さんたちの言葉は、ギリギリの言葉のように感じられた。

その言葉から、親から子への期待、親と子の自立、人と人が向き合って生きること、いろいろなことを考えさせてもらえるきっかけとなった。

いつか僕も家庭を持つ日が来るかもしれない。

引きこもりになって得をしたのは、外に出ることができるようになってからが、いつでも『青春』なことだ。

そういえば、この日出演していた「元引きこもり」の二人も顔が「青春の顔」をしていた。

たとえ四十歳を過ぎても、心は青春だ。

この日は四十二歳の僕の青春の一ページだった。

父の死

二〇〇七年の十二月二十八日に父親が骨髄異型性症候群で亡くなった。

十一月末から入院している父の余命が年内であることが、医師から告げられた。

父親はもうろうとして、言葉も聞き取れない状態だった。

手を握ると、一瞬反応した。

思えば親不孝だったと思う。

僕が二十五歳の時、父親は癌になった。

当時、東京のアパートで一人暮らしをしていた僕のもとに、母から電話がきた。

「新潟へ一回帰郷して、入院中のおとうさんと会ってくれ」と母に言われたが、僕は当時、アルコール依存症の連続飲酒のまっただなかで、金が無くなるまで酒を飲みきったら自殺しようと考えていて、新潟へは帰らなかった。

手首を切り、縫合までしたが死に切れなかった。

結局、金も無くなり、死に切れず、その年の暮れに新潟へ帰った。

父は胃の一部を切除する手術をして、癌から逃れることができた。

自分の最大のピンチだった入院時に長男である僕が顔を見せなかったこと……、この事が父の僕に対するかなりの不信感につながったようだ。

その後、二年位僕は自宅で引きこもり、飲んだくれながら、入退院を繰り返していた。そんな僕の姿を傍観していた父が、ある日キレて「おまえ、俺が死ねばいいと思っているんだろう！」と怒鳴りつけられた記憶がある。

その後、二十七歳から、僕は断酒グループに入り、酒をやめて少しずつ社会復帰をするようになった。

断酒グループには、酒をやめてある程度時間が過ぎたら、「傷つけた人々に埋め合わせをする」というプログラムがあった。相談相手に、僕が父の入院時に帰郷しなかったことで、父を傷つけ、わだかまりになっている話をしたところ、「そのままの話をして、おとうさんに謝ってみよう」と提案された。

父の車に乗せてもらい、当時の僕のアルバイト先に送ってもらっている時に話した。

・おとうさんが癌になった時に面会に行けなかったことを申し訳ないと思っていること。

・当時、僕は連続飲酒状態になり、手首も切り新潟へ帰れる状態でなかったこと。

車を運転していた父が泣き出して、涙をぬぐっていた。

その後、僕はイベントなど、どんどん自分勝手な世界に入り浸るようになり、家を空けることも多くなった。

唯一、父に対する埋め合わせは、今の会社を辞めずに継続していくこと。この事は続けていこうと思っていた。

父は長年、会社員だった人で、その事は喜んでくれていた。

親孝行できたかもしれない瞬間はいくつかはあった。

これは謙虚ではなく、事実なのだが、僕は会社員としての業務は全くできない男だ。

ところが上司の男性が、僕の入院体験などの話を知り、同情していたのか「おまえ苦労しているなぁ」と語り、社内評価を高くつけてくれていた。「優秀社員表彰」を受け、「賞与査定」の紙など実際内密なのだが、僕にこっそりコピーをくれた。そこには、「やらせればなんでもできるタイプで、性格もよく、将来が期待できる」などと書いてくださっていた。

僕は父にその紙を見せた。父はたいへん喜び、母などにも「あいつは仕事は一生懸命やっている」と語っていたという。

本当は違うのだ。僕は会社の業務についていくことがやっとで、同僚の評価も全然高くない。

入院したばかりのころ、まだ意識のしっかりしていた父は、もう貯金が全然なく、年金がこの金額だけは二カ月に一回入る、もうこれからのことは全ておまえに任すから、と語ってくれた。

帰りに、お酒をやめて、引きこもりを脱出して良かったと思った。飲酒を続けていたら死んだかもしれないし、父に「おまえに任す」と言ってもらうことは無かっただろう。

社内評価を高くつけてくれた上司が、急遽転勤されることになった。

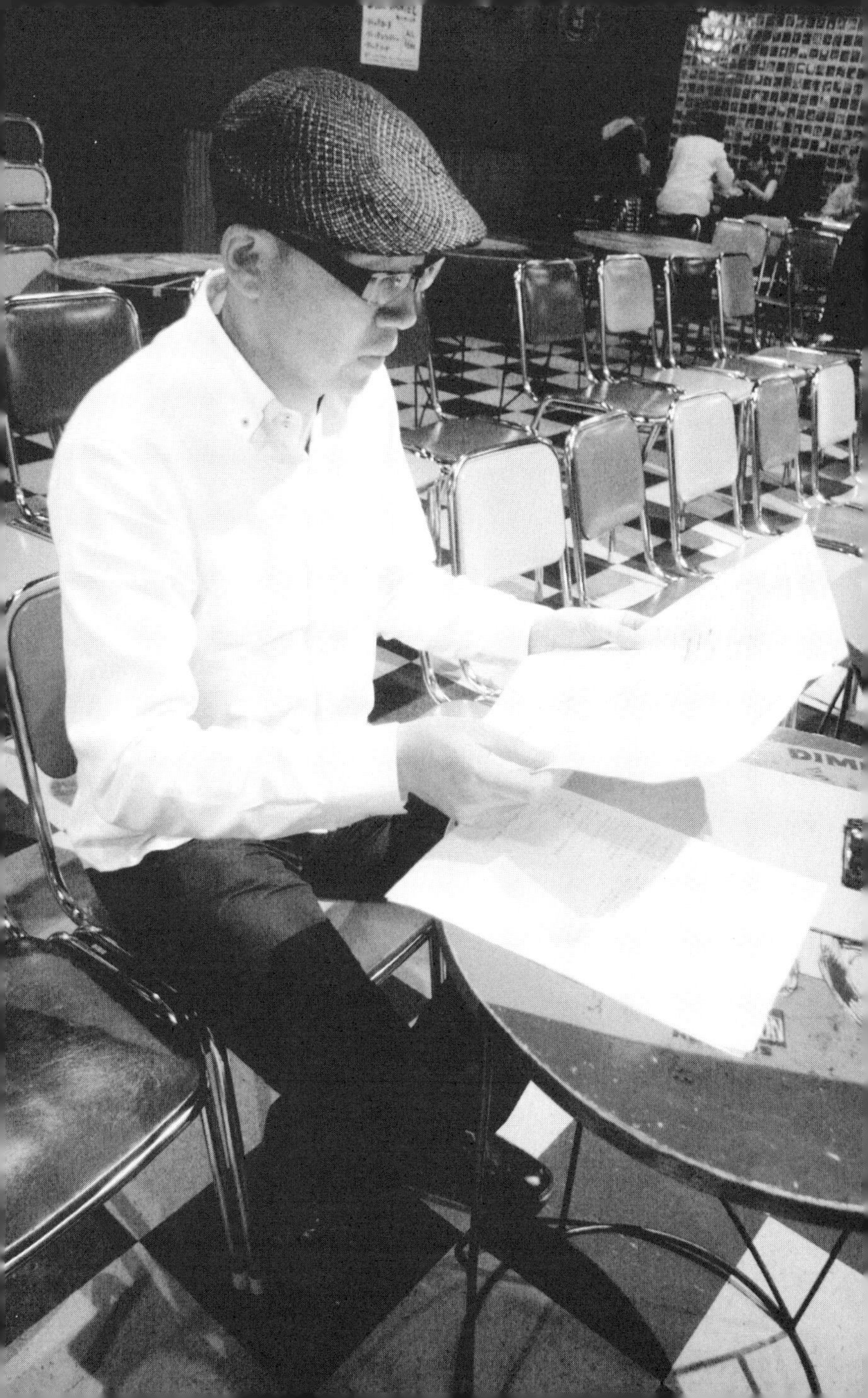

転勤される前に、「あなたが評価を高くつけてくれたことで、父に対する孝行になりました」とお礼を言おう。

漫画『自虐の詩』に「すべてのことに意味がある」という言葉があるが、僕も、たとえ偶然でも「すべてのことに意味がある」と思いたい。

そう信じていたい。

殺すな！　死ぬな！　生きよう！

昨年の十二月二十八日、父は骨髄異型性症候群で亡くなった。

硫化水素で自殺する人たちの連鎖、刃物を持ち駅前で通り魔に変貌する若者。死刑を自ら望む人たち。そんな人たちに過去の自分と似たものを感じることもある。

でも、父親が僕に望むことがあるとしたら、人を殺さないで、自分を殺さないで生きていくことだと思う。

殺すな、死ぬな、生きよう！

十代の頃、僕は自分が一番嫌いだった。

第三次世界大戦や、大地震が来ることを、いつも望んでいた。

鏡に映る僕が嫌いだった。

女の子と話すことができない。

顔を見ることもできない。

手首を切っても、死ねない僕は人を殺したかった。

街を歩くカップルに灯油をかけて燃やしたかった。

雨ガッパを着て、両手に出刃包丁を握り、駅前を歩く人々を皆殺しにしたかった。

雨ガッパを着るのは返り血を浴びるからだ。

十九歳、僕は本当にそう考えていた。でもできなかった。

お父さん、僕は本当にできなかった。

人を殺したい、自分を殺したい　生きていたくない
二十歳、手首を切って赤黒い血を一人で見ていた。

二十一歳、ビルの屋上から、ねずみ色のアスファルトを見た。

二十二歳、風邪薬を箱ごと飲んだ僕は、世の中が黄色く染まる夢を見た。

二十三歳、青い色の抗うつ剤の粒を見つめていた。

二十四歳、僕は精神科の病棟に隔離されて、うずくまって白い壁を見ていた。

そして、僕は普通のアルコール依存症になり、普通のリストカッターになり、普通の薬物乱用者になった。

ありふれた話。

その頃、僕は父をはげしく憎んでいた。

僕が生きづらいのは、お父さん、あなたのせいだ、と。

二十七歳、お酒をやめたアルコール依存症の仲間と自助グループで出会った。

先行く仲間が、僕にこう言った。

「コウジ、あなたは、一羽の淋しげな、羽の抜けた、力のない、飛ぶこともおぼつかない、渡り鳥に見える。

あなたは、一羽では、海を越えて飛んでいくことはできない。

でも、私たちと群れになれば、あなたも海を越えていくことができるだろう。

なぜなら、私たちも、あなたと同じような、力の無い一人ぼっちの渡り鳥だからだ」

お父さん、僕もお父さんも、世の中、すべての人々が渡り鳥です。

正常や異常なんてない、人は皆、異常であり、正常であること。

苦しみの中に本当の喜びがあること。

一生を生きることはできない、でも今日一日だけを生きることは、きっと、できる。

傷ついていく場数が自分を強くしていくこと。

殺したくない、死にたくない、生きていたい。

お父さん、僕たちは、ひとりぼっちの、羽の抜けた渡り鳥です。

生きていく恐怖に身がすくむ。
一羽では飛んでいけない。
硫化水素の死の連鎖は、死という岸辺に向かって飛んでいく渡り鳥たちの群れだ。
僕は生きる連鎖の中にいたい。生きる群れにいたい。
渡り鳥は一羽では飛べないけれども、群れの中でなら、海を越えていける。
仲間の中で、弱い羽で、海を越えていきたい。生きる恐怖に向かって。
群青色の海の上、海に落ちそう、スレスレに飛びながら、水しぶきをあびて。
お父さん、僕はそんな鳥たちの中でしか、生きていけないんです。
お父さん。
殺すな、死ぬな、生きよう。
殺すな、死ぬな、生きよう。
殺したくない、死にたくない、僕は生きていたい。

傷つきながら働くこと

普段は会社員としての毎日を過ごしている。

月曜日から金曜日まで働いている。

心身障害者のパフォーマンスイベントを運営するなど、さまざまな表現活動をするにはお金がかかる。

ギャランティーをいただく時もあるが、年間を通しての収支はかなり赤字だ。

表現活動はお金のためでなくメッセージのためにやっているので、身銭を切ることも、感謝してやっている。

働くことは、僕の日常を支えるために必要だ。

守るべきこともある。

母との二人暮し。

昨年末に父が亡くなり、お墓をたてたり、さまざまな費用がかかった。

長い間の引きこもり生活だったため、親の脛をかじって生きてきたが、今は自立できる事が嬉しい。

引きこもりを脱出して、働き始めて三十歳で初めて自分の名前が書かれた健康保険証を貰った時に随分と嬉しかった。それまでは親の扶養家族だったからだ。

今の会社に勤めて、十三年、何回も辞めたいと思った。

傷つく事、自分の限界に気づく事、人間関係がうまくいかなくなる事、いただいた給料でやりくりして生活する事、会社員としての生活で「生きる」とは具体的にどうする事なのか学んできた。

「辞めたい」と思っている時、それが一番、学んでいる時だった。

普通の人々と普通に生きていくこと、それが僕にとって一番の課題だ。

傷つきながら働いていきたい。

会社は、元「引きこもり」の僕にとって最高のリハビリの場所だ。

鯖を食べると、アレルギーのため発疹が出る人

「ハートをつなごう」は意義ある番組だと思う。

「発達障害」「性同一性障害」……、いろいろな病気の知らない側面、そしてその病気を持ちながらもイキイキと生きる人たちの姿を見せてもらった。

「性同一性障害」は本当の性と違う性の肉体を持って生まれてしまった方々の障害であること。治療はその人の心を治すことでなく、本当の性としての生き方をつかむこと、今までなら

ば社会的偏見で見られていたものを、テレビを通して世の中の人々へ伝えるのは素晴らしいことだと思う。

今回、「依存症」をテーマにした収録に参加させていただいた。

僕はアルコール依存症のため、三回の入院歴がある。

アルコール依存症になってしまうまでの過程で、家庭環境や精神的な問題は否定できない場合もあるが、いったん依存症として発病してしまうと肉体的なアレルギー反応として考えた方が理解しやすい。

よくいう例えで「鯖を食べると、アレルギーのため発疹が出る人」のようだと、いうことがある。その人が何年鯖を食べなくても、鯖を食べれば発疹が出るように、アルコール依存症者は何年お酒をやめていても、たった一杯飲んでしまったら、再びお酒を飲み続けてしまう反応になる。

僕は今年で酒をやめて十六年が過ぎて、十六年前に比べたら精神的にも成長して意志も強くなっていると思うが、今また一杯酒を飲んだら、再びあっという間に連続飲酒状態になる。

アルコール依存症になる理由は、この日も精神科医の先生からお話もあったが、「神経の伝達」などいろいろな説があり、はっきり分かっていないらしい。

ただ、何にしろ、発病するまでは精神と肉体が理由であり、発病してからは「肉体的な反応」と考えてもそれほど間違っていないと思う。

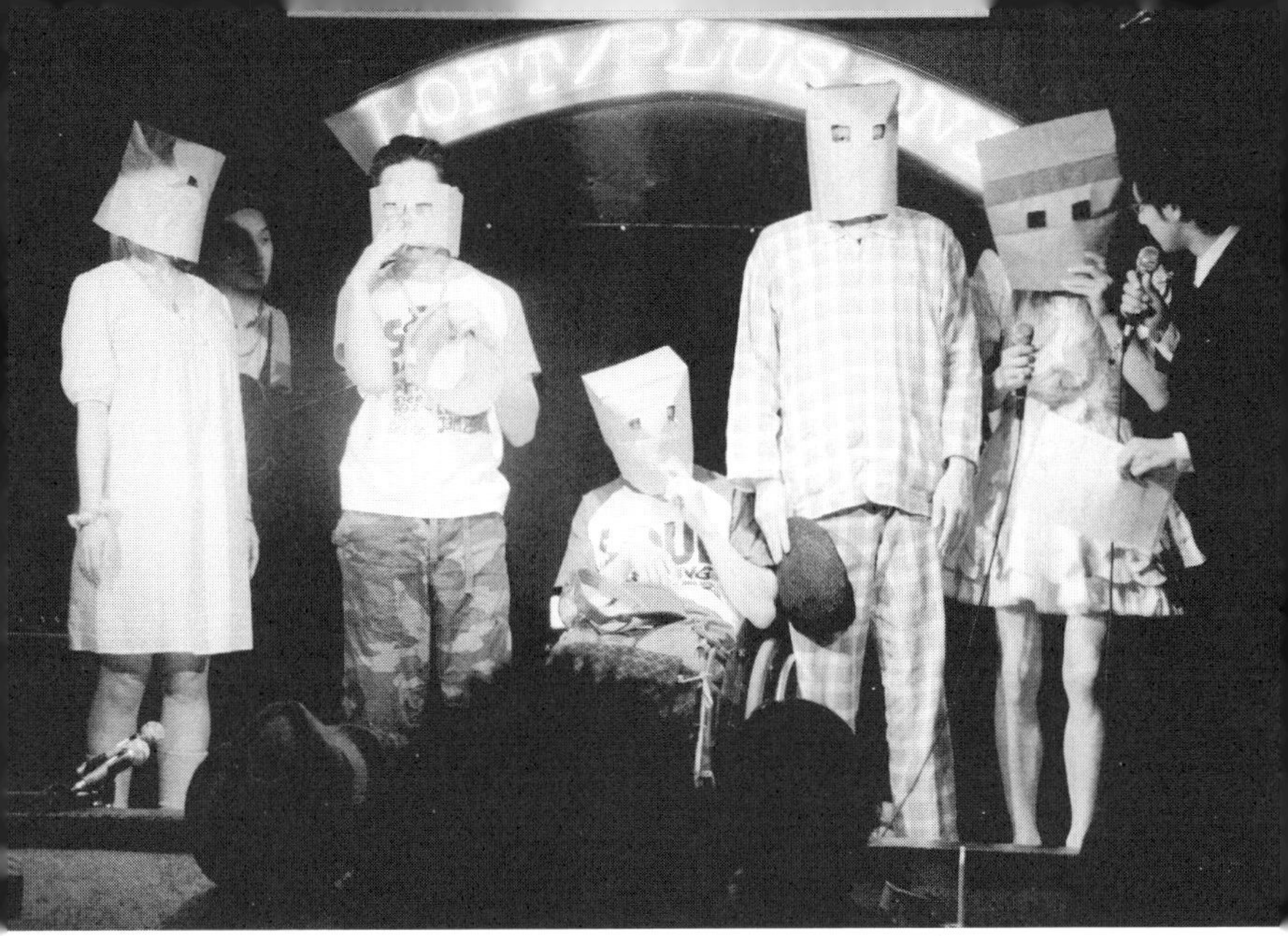

このことは大切で、精神的な問題のみを理由とすると、精神的な問題を解決すれば再び「コントロール」してお酒が飲めるようになる理屈になる。孤独が原因でお酒を多量に飲み依存症になった人が、孤独が解決したら、お酒がコントロールして飲めるようになる、そう誤解している人が多いような気がする。

やはり、一種の社会的偏見として「アルコール依存症者は意志が弱い」、「気持ちの持ちようだ」、そういったことがあると思う。

そんな偏見を少しは打破できるように、と思いこの日の収録に参加した……。

（この項つづく）

鯖を食べると、アレルギーのため発疹が出る人2

「ハートをつなごう　依存症」の収録ではギャンブル依存症の男性、摂食障害をベースにしていろいろな依存症を渡り歩いた女性、二人の当事者の方が参加していた。

僕はギャンブル依存症でも摂食障害でもなく、本当のところお二人の体験に完全に共感することはできない。

ただ、お二人の話、映像から、アルコール依存症と重なるところが多いな、と感じた。

依存症の治療は、アルコール依存症の治療法として確立されたプログラムが、ギャンブル依存症でも摂食障害でも、同様のやり方として用いられることが多いらしい。

治療方法が同じであるということは、根っこの部分で共通するものがあるのかもしれない。

一つの仮説として、アルコールや薬物などの物質でない依存症は、行為による脳内麻薬の依存症である、と聞いたことがある。

ギャンブルをしているとき、食べ物を食べているとき、買い物をしているときに陶酔感を感じる脳内麻薬が分泌されていて、もちろんそれは誰でも「満足感の原因」として分泌されるものだが、過剰反応として依存症になる場合がある、ということである。

アルコールも薬物の一種だ。

そう考えると、外部から摂取するか、自分の脳内で作り出すかは別としても、すべての依存症は「薬物依存症」の一種として考えてもいいのかもしれない。

これは分かりやすい仮説で、依存症の当事者からしてもあまり間違っていないような気がする。

そして、過剰反応を引き起こす原因として、行為を繰り返すことに精神的な要因がかなりあるとしても、やはり「体質」がかなり重要な理由だと思う。

どんなに精神的な問題があり、意思が弱くても、アルコールが全く飲めない下戸の体質であったらアルコール依存症にはならない。アルコール依存症になるには、アルコールをたくさん摂取できるという肉体的な要因が絶対に必要だ。

そしてこのことは、多分、ギャンブルや食べ物、買い物などの依存に対しても同様なのではないか？　と思っている。

その行為による脳内麻薬に対して、体質的に依存症になる人とならない人の境目がどこかにあるような気がする。

繰り返すが、依存症は病気であり、「意思が弱い人」「人間として変な人」だけが、かかるものではない。病気だから治療がある。

だから当事者を抱える家族の方々には、「この人は家族を考えない、とても駄目な人だ」とは思わず、病気の症状に苦しんでいる人、として見てほしい。

どんな病気の家族にも、当事者に対して正しい対応と正しくない対応がある。

病人が出たら、家族がどこかに相談にいくのはとても自然なことだ。依存症の家族の自助グループ、ケースワーカー、臨床心理士、精神科医などが相応しい。どの地域でも、最寄りの保健所に問い合わせれば、必ず教えてくれる。

依存症の当事者の治療プログラムは自助グループや中間施設、精神科、カウンセリングセンターなどで行われている。これも最寄りの保健所に問い合わせれば必ず教えてくれる。

当事者が、仮に「人間として変な人」となっていたとしても、それは病気の症状としてなったものだ。

滝に打たれたり、修行をしたり、宗教に頼ったりして意思が強くなれば、自然に治っていくものではないのかもしれない。

年齢が若くして依存症になった人には、自分自身を確立できず、その精神的な不安定さと肉体的条件が重なって依存症になる人々もいる。二十三歳で発病した僕もそのケースだと思う。ところが依存症の治療のプログラムにより自分自身を確立できて、精神的に安定できた。

いろいろあったが、僕は本当にアルコール依存症になってよかった！　と心の底から思っている。

朝の光

毎日、朝六時に起きて会社に出かける。

目覚まし時計が鳴る前、カーテンを越えて朝日が入る瞬間にいつも自然に目が覚める。新聞配達のバイクの音、スズメの鳴き声が聞こえてくる。

いつも、思い出すことがある。

十代後半、二十代の時、引きこもり生活を送っていた時に、昼夜逆転の生活となり、明るくなってから寝ていたことを。

目が覚めて、部屋が薄暗くなっていると、今午前中なのか午後なのか夕方なのか、分からないことも多かった。テレビを付けて、夕方の番組が放送されているのを見て時間を確認する感じだった。

誰とも話さない孤独な日々。絶対的な孤独。今日、僕が世の中から消え去っても世の中はまったく変わらない。

毎日、布団の中から天井を見上げていた。

人と話さない生活を続けていると、毎日少しづつ、思考回路が世の中からずれていった。

朝起きること、人と会うこと、きっと自分の頭の中をリセットすることに必要なことだと思う。

二十代後半を過ぎ、アルコール依存症を発症した後、時間は全く一日という単位ではなくなった。酒を飲み酔いがさめ、また酒を飲むだけの生活。数年間、そんな生活を過ごした。春夏秋冬、まったく季節を感じなかった。

精神科の病棟に入院すると、朝六時起床、夜の九時に就寝となった。規則正しい生活は少しづつ気持ちを整えていく感じがした。

朝どうしても早くに目が覚めてしまう年配の方が、午前五時から起きだして、お菓子を食べたり片付けをしたり物音をたてて、看護士の方から注意を受けていたことを懐かしく思い出す。あの時も、ほんのりとした朝日が部屋の中を照らしていた。

僕は、目が覚めなければいい、明日が来なければいい、朝が来なければいい、そう思い続けた日々が長かった。

今、こうして、今日一日を朝日と共に新しく生きられることを、とても幸福だと感じる。

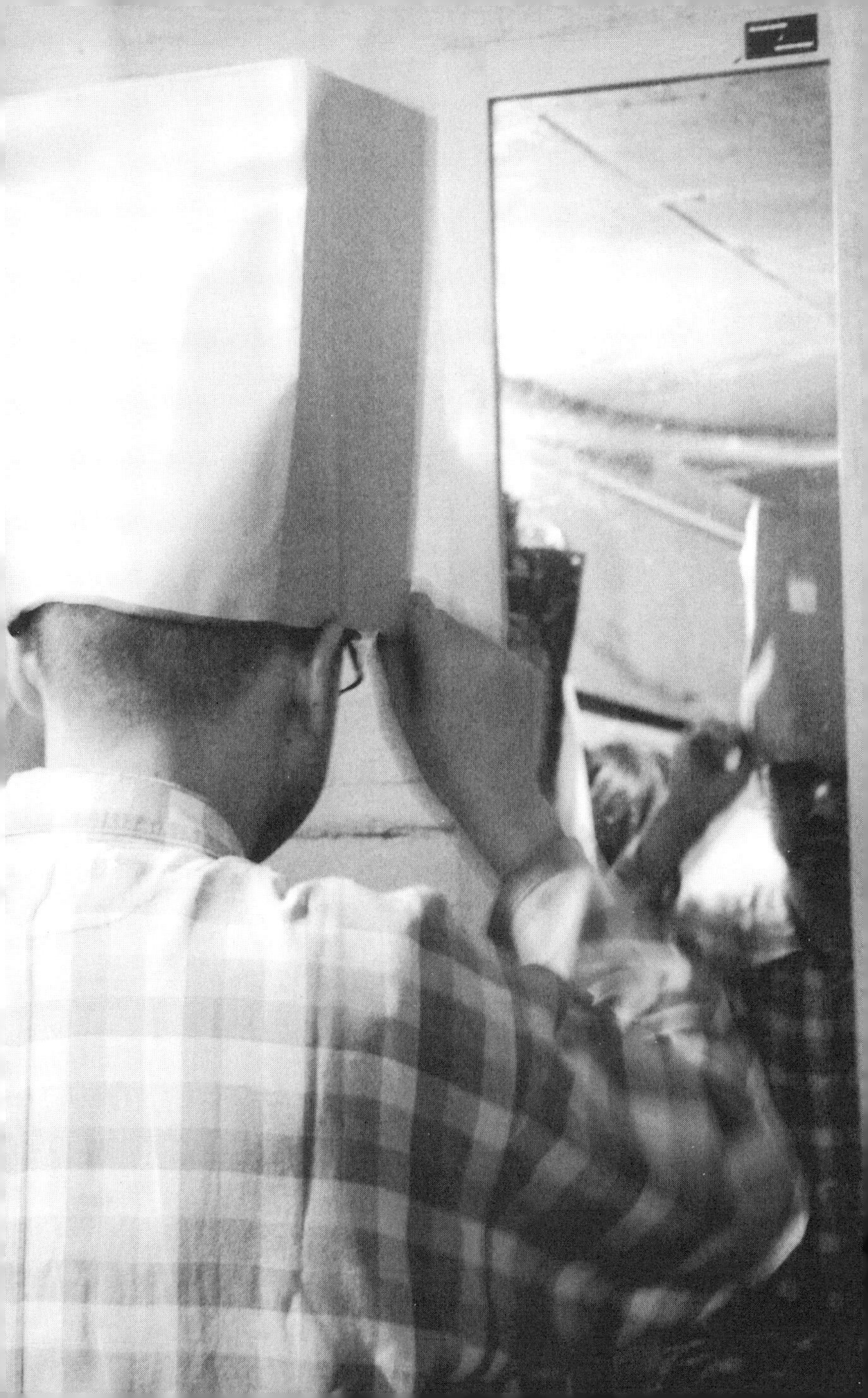

あとがき

この本に書かれてあるのは、僕が『病気』になったことで与えられたことの数々です。『病気』の真っ最中の時は、「なんで僕にだけ、こんなに不幸が集まってくるのだろう……」と世の中を恨んでいました。食べたくないゴミを無理やり口から押し込まれているような気持ちでした。

病院、施設、自助グループ……、いろいろな出会いの中で、食べたくないゴミのような物は、僕にとって栄養たっぷりのごちそうになってきました。

『病気』によって僕は成長できて、『病気』によって僕は自立できたのです。

アルコール依存症、対人恐怖症……、僕の『病気』は治りません。『病気』は僕の心の中で晴れたり曇ったり、大きくなったり小さくなったり、伸びたり縮んだりしています。

でも、そんな心の移り変わりを僕は楽しむことができるようになってきました。

晴れの日でも、雨の日でも「今日一日」を楽しんでいきたいです。

新潟日報での連載でお世話になりました渡辺洋さん、渡部麻里子さん、ＮＨＫハートネットＴＶでの連載でお世話になりました安田洋平さん、いろいろな助言をいただいた画家のしんぞうさん、素晴らしい写真を撮っていただいたカメラマンの末野さん、本書の製作にあたって大変お世話になりました新潟日報事業社の鈴木尚さん、そしてこの本を手にとっていただいた皆さまに心からお礼を申し上げます。

二〇〇九年　八月

月乃光司

心《こころ》晴《は》れたり曇《くも》ったり

2009年8月31日　初版第1刷発行

著　者　月《つき》乃《の》光《こう》司《じ》
発行者　徳　永　健　一
発行所　新潟日報事業社
〒951-8131
新潟市中央区白山浦2-645-54
TEL　025-233-2100
FAX　025-230-1833
http://nnj-book.jp
印　刷　新高速印刷株式会社

ISBN978－4－86132－356－0